大医传承文库·名老中医经验传承系列

U0652125

孔光一经验传承

——温病学传承创新临证实践

谷晓红 于 河 著

全国百佳图书出版单位

中国中医药出版社

·北 京·

图书在版编目（CIP）数据

孔光一经验传承：温病学传承创新临证实践 / 谷晓红，于河著 . -- 北京：中国中医药出版社，2025.6

（大医传承文库）.

ISBN 978-7-5132-9319-8

Ⅰ . R249.7

中国国家版本馆 CIP 数据核字第 2025FX3294 号

中国中医药出版社出版

北京经济技术开发区科创十三街 31 号院二区 8 号楼

邮政编码　100176

传真　010-64405721

廊坊市佳艺印务有限公司印刷

各地新华书店经销

开本 710×1000　1/16　印张 8　字数 123 千字

2025 年 6 月第 1 版　2025 年 6 月第 1 次印刷

书号　ISBN 978 - 7 - 5132 - 9319 - 8

定价　49.00 元

网址　www.cptcm.com

服 务 热 线　010-64405510

购 书 热 线　010-89535836

维 权 打 假　010-64405753

微信服务号　zgzyycbs

微商城网址　https://kdt.im/LIdUGr

官 方 微 博　http://e.weibo.com/cptcm

天猫旗舰店网址　https://zgzyycbs.tmall.com

如有印装质量问题请与本社出版部联系（010-64405510）

《大医传承文库》
顾 问

顾 问（按姓氏笔画排序）

丁樱	丁书文	马骏	王烈	王琦	王小云	王永炎
王光辉	王庆国	王素梅	王晞星	王辉武	王道坤	王新陆
王毅刚	韦企平	尹常健	孔光一	艾儒棣	石印玉	石学敏
田金洲	田振国	田维柱	田德禄	白长川	冯建华	皮持衡
吕仁和	朱宗元	伍炳彩	全炳烈	危北海	刘大新	刘伟胜
刘茂才	刘尚义	刘宝厚	刘柏龄	刘铁军	刘瑞芬	刘嘉湘
刘德玉	刘燕池	米子良	孙申田	孙树椿	严世芸	杜怀棠
李莹	李培	李曰庆	李中宇	李世增	李立新	李佃贵
李济仁	李素卿	李景华	杨积武	杨霓芝	肖承悰	何立人
何成瑶	何晓晖	谷世喆	沈舒文	宋爱莉	张震	张士卿
张大宁	张小萍	张之文	张发荣	张西俭	张伯礼	张鸣鹤
张学文	张炳厚	张晓云	张静生	陈彤云	陈学忠	陈绍宏
武维屏	范永升	林兰	林毅	尚德俊	罗玲	罗才贵
周建华	周耀庭	郑卫琴	郑绍周	项颗	赵学印	赵振昌
赵继福	胡天成	南征	段亚亭	姜良铎	洪治平	姚乃礼
柴嵩岩	晁恩祥	钱英	徐经世	高彦彬	高益民	郭志强
郭振武	郭恩绵	郭维琴	黄文政	黄永生	梅国强	曹玉山
崔述生	商宪敏	彭建中	韩明向	曾定伦	路志正	蔡淦
臧福科	廖志峰	廖品正	熊大经	颜正华	禤国维	

《大医传承文库》
编委会

总 前 言

名老中医经验是中华医药宝库里的璀璨明珠，必须要保护好、传承好、发扬好。做好名老中医经验的传承创新工作，就是对习近平所提出的"传承精华，守正创新"的具体实践。国家重点研发计划"基于'道术结合'思路与多元融合方法的名老中医经验传承创新研究"项目（项目编号：2018YFC1704100）首次通过扎根理论、病例系列、队列研究及数据挖掘等定性定量相结合的多元融合研究方法开展名老中医的全人研究，构建了名老中医道术传承研究新范式，有效地解决了此前传承名老中医经验时重术轻道、缺乏全面挖掘和传承的方法学体系和研究范式等问题，有利于全面传承名老中医的道术精华。

基于扎根理论、病例系列等多元研究方法，项目研究了包括国医大师、院士、全国名中医、全国师承指导老师等在内的136位全国名老中医的道与术，在项目组成员的共同努力下，最终形成了系列专著成果。《名老中医传承学》致力于"方法学体系和范式"的构建，是该项目名老中医传承方法学代表作。本书首次提出了从"道"与"术"两方面来进行名老中医全人研究，并解析了道术的科学内涵；介绍了多元融合研究方法，阐述了研究实施中的要点，并列举了研究范例，为不同领域的传承工作提供范式与方法。期待未来更多名老中医的道术传承能够应用该书所提出的方法，使更多名老中医的道术全人精华得以总结并传承。《全国名老中医效方名论》汇集了79位全国名老中医的效方验方名论，是每位名老中医擅治病种的集中体现，荟萃了名老中医本人的道术大成。《走近国医》由课题组负责人、课题组骨干、室站骨干、研究生等组成的编写团队完成，阐述从事本研究工作中的心得体会，展现名老中医带给研究者本人的收获，以期从侧面展现名老中医的道术风采，并为中医科研工作者提供启示与思考。"大医传承文库·疑难病名老中医经验集萃系列"荟萃了以下重大难治病种著作：《脑卒中全国名老中医治验集萃》《儿科病全国名老中医治验集萃》《慢性肾炎全国名老中医治验集萃》《慢性肾衰竭全国名老中医治验集萃》《糖尿病全国名老中医治验集萃》《慢性肝病全国名老中医治验集萃》《慢性阻塞性肺疾病全国名老中医治验集萃》《免疫性疾病全国名老中医治验集萃》《失眠全国名老中医治验集萃》《高血压全国名老中医治验集萃》《冠心病全国名老中医治验集萃》《溃疡性结肠炎全国名老中医治验集萃》《胃炎全国名老中医治验集萃》《肺癌全国名老中医治验集萃》《颈椎病全国名老中医治验集萃》。这些著作集中体现了名老中医擅治病种的精粹，既包括学术思想、学术观点、临证经验，又有典型病例及解读，可以从书中领略不同名老中医对于同一重大难治病的不同观点和经验。在"大医传承文库·对话名老中医系列"中，我们邀请名老中医讲述成才故事、深入解析名老中医道术形成过程，让读者体会大医精诚，与名老中医隔空对话，仿佛大师就在身边，领略不同大医风采。"大医传承文库·名老中医经验传承系列"在扎根理论、处方挖掘、典型病例等研究结果的基础上，生动还原了名老中医的全人道术，既包含名老中医学医及从医过程中的所思所想，突出其成才之路，充分展现了其学术思想形成的过程及临床诊疗专病的经验，又讲述了名老中医的医德医风等经典故事，总结其擅治病种的经验和典型医案。"大医传承文库·名老中医带教问答录系列"通过名老中医与带教弟子一问一答的形式，逐层递进，层层剖析名老中医诊疗思维。在师徒的一问一答中，常见问题和疑难问题均得以解析，读者如身临其境，深入领会名老中医临证思辨过程与解决实际问题的思路和方法，犹如跟师临证，印象深刻、领悟透彻。"大医传承文库·名老中医特色诊疗技术系列"展示了名老中医的特色诊法、推拿、针灸等特色诊疗技术。

期待以上各个系列的成果，为读者生动系统地了解名老中医的道术开辟新天地，并为名老中医传承事业作出一份贡献。

以上系列专著在大家协同、团结奋斗下终得以呈现，在此，感谢科技部重点研发计划的支持，并代表项目组向各位日夜呕心沥血的作者团队、出版社编辑人员一并致谢！

总主编　谷晓红

2023 年 3 月

前　言

　　孔光一，江苏泰兴人，北京中医药大学教授，主任医师。中医温病学专家，温病学学科带头人，研究生导师，首都国医名师，中央保健局会诊专家，享受国务院政府特殊津贴。

　　孔光一教授曾是第一批、第三批、第四批全国老中医药专家学术经验继承工作指导老师，全国首届师承博士后合作导师，国家有突出贡献中青年专家，全国优秀教师，北京市优秀教师、优秀教育工作者，北京市优秀共产党员，首都劳动奖章获得者。从事教学、临床70余年，兢兢业业，鞠躬尽瘁，医德、医术皆为人称颂，深得患者、学生、同道爱戴。我们一众弟子有幸拜入恩师门下，受益匪浅，常想将先生的思想精神、学术观点、临床经验及医案整理成集，以利推广。适逢国家重点研发计划项目"基于'道术结合'思路与多元融合方法的名老中医经验传承创新研究"，我们室站有幸参与其中，借此机会完成了本书的编写。

　　本书分上、下两篇：上篇真实展现了孔老师的价值观念、思想道德、文化精神以及临证思维，以供后人学习；下篇讲述了孔老师在学术上有创新性且独具特色的学术观点和部分弟子、师承博士后、研究生、跟诊学生多年跟师积累的病案。

　　本书是国家重点研发计划——基于"道术结合"思路与多元融合方法的名老中医经验传承创新研究（项目编号：2018YFC1704100）课题一"名老中医经验挖掘与传承的方法学体系和范式研究"（课题编号：2018YFC1704101）的重要成果之一，受到科技部和北京康仁堂药业有限公司的资助，在此一并致谢！

我等学识水平有限，倘若在本书的整理中有错漏，请广大读者提出宝贵意见，以便今后修订完善。

谷晓红

2025 年 1 月

目　录

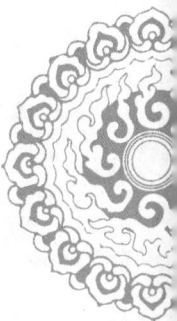

下篇　大医之术

上篇 大医之道

第一章　精神境界

第一节　价值观念

一、精神追求引领，不求物质回报

孔老师秉承着"精神境界至上而不是物质价值"的价值观，秉承着对于中医药事业的敬畏之心，用一颗博爱之心去对待他人，无关名利。

"恬淡就是宁静，虚无就是无求。"这句话孔老师常常挂在嘴边，他一生淡泊名利，两袖清风，追求"为他人能做点什么"、追求"中医事业"，不索取，不伸手，不给组织和国家添麻烦，更不在意职称和荣誉的评定，视名利为浮云。他一生廉洁奉公，心里装着工作和他人，只是没有自己，工作总把重的、苦的留给自己，从不叫苦，勤勤恳恳，毫无怨言。他顾全大局，不计名利，在评定职称时，几次把名额让给别人；学校教工住房紧张，他也从不向组织摆困难，把机会让给别人。孔老师从不追求物质享受，住着两居室，凭着工资，每月省吃俭用，给老家寄去生活费，孝敬老人，抚养子女。孔老师的女儿曾经说："爸爸有过机会把老家的奶奶、母亲和我们这几个孩子接去北京，而奶奶说爸爸一个人在北京也很拮据，很苦，不愿意去拖累他，一家子人全靠他一个人养，在农村还有几亩地可以种，贴补家用。"女儿提到村里人，说别人在北京几年，都住上了大房子，过上了宽裕的日子。而孔老师在京多年，总是清贫，穿的总是那几身旧衣服，非常朴素。他精湛的医术，

3

没有让家人过上宽裕的日子，这与他内心的追求、他的价值观有关，他从医不图名利，没有因为患者多而改善了自己的生活，从不拿患者的"一针一线"。这让很多人深思，孔老师如此大的门诊量为什么依旧清贫？因为不管患者挂不挂号，只要坐在患者的位置上，孔老师就一视同仁，认真诊治，毫不怠慢。孔老师常说："医不能让。"

1958年孔老师只身来到北京，作为一个优秀的老师、优秀的医生，他不但没有为子女谋求过任何福利，反而更加严厉，几个子女从小就在老家过着清苦的生活。大女儿通过自己的努力考上了大专，成为一名优秀的中学教师，在自己的岗位做出了突出贡献。二女儿1960年出生，孔老师用工资给她买了一台缝纫机，让她学会手工缝纫，以后可以养活自己。女儿感激爸爸，说一定要好好照顾他，说到这里流泪了，她说孔老师总说，这辈子对不起的就是这两个女儿（二女儿和三女儿，双胞胎），没有好好照顾她们。二女儿结婚的时候，孔老师因为工作走不开，没能回老家参加，邮寄了200元钱，在当时可以买几床被子。孔老师给予家人的是精神的引领，是以身作则、言传身教，严格教育子女——凡事须得自立、自强、自律，努力，奋斗，不贪图享受，不奢靡浪费。

孔老师常说他最大的愿望就是云游四方。我们仿佛能看到一个身形精瘦、一身风骨、精神矍铄、青衣布衫的老者，悬壶济世，物质清贫，但精神富有。然而孔老师终身忙于诊务，兢兢业业，始终没有机会外出休闲，直到衰老，这个愿望也未能实现。

他到老都坚持着自己的精神追求，坚持着对中医事业的敬畏和忠诚，这是一种境界。孔老师随遇而安，不求名利，真正做到了恬淡虚无，真正做到了精神至上。他的为人给很多人精神引领，一个人如果有精神的引领，就会战胜许多的困难，也能做到许多别人做不成的事情，生命不息，奉献不止。

二、随风潜入夜，润物细无声

"人生在于奉献""给予别人更多的帮助，这是一个人的价值所在"是孔老师一直秉承的信念，他奉献于患者、回报着社会，他的一生是奉献的一生，捧着一颗心来，不带半棵草去。

对待患者，孔老师始终坚持着"为医不是为了钱""看病不收钱""不收穷人挂号费""不收师生挂号费""免费改方"等原则，从不占便宜，他的这种行为也影响着弟子们。对于家庭经济困难的平常百姓，孔老师一次次地免去其就诊费用，即使患者已经挂了号，孔老师也会让他去把号退了，因为他在与患者30分钟或者更长时间的交流中已经知道了他的家庭状况。而且在孔老师这儿，所有的北京中医药大学的师生看病是免费的，所以学生们都跑到孔老师那看病，也有很多职工及其家属在孔老师那看病，而且有时候一来就是一家子，抱着孙子也来了，一家三代。

孔老师几十年间不间断地保持着为复诊患者免费改方的习惯，在他70多岁时，复诊免费改方的患者人数经常达40，这为挂不到号的患者以及从外地来京求诊的患者减轻了大部分负担。即使80岁高龄时，孔老师也仍然保持改方习惯不变。有的学生跟诊的第一位老师就是孔老师，由于见识了孔老师免费改方的习惯，他以为大家看病都是这样——挂一个号然后改方改很多次；后来大三、大四见习的时候发现，这原来是孔老师的一种特殊方式。早些年，有些人确实是家里比较贫困，可能会看一次免费改方10次。有的时候患者抄方会在医院拿药，但很多时候，由于患者家乡离得远，又带着行李，孔老师就会让他们省些钱回老家拿药。当时的挂号费是30元钱，患者可能花30元钱就能看一年的病。孔老师限号最开始是30个，后来慢慢地变为20个，然后再到15个。到最后限号15个的时候，改方的患者就有40多个。随着经济的发展，大家其实已经不太在乎挂号费用了，但孔老师依然坚持着这样一种改方的习惯，他认为，患者来挂那个特需号挺不容易的，如果想更周全地照顾患者，又不让患者挂号太难，最好的解决办法就只有免费改方子了。孔老师每次回乡都患者盈门，从早晨开始就在他家门口排队，孔老师给求诊的患者看病完全免费，有时患者感谢他送来了鸡蛋、土产等，他推辞不掉，就让女儿记住是哪一家送的，就诊结束之后让家人挨家送回，他说乡里乡亲的，能帮就帮一把。家乡的人都叫孔老师"大善人"。

不但对待患者这样，对待他人、奉献社会，孔老师都一以贯之。他是校志愿者队伍中非常早期的指导老师，早在1983年，孔老师和学生便组成师生义诊的队伍，在北京城内、周边省份农村等地方为广大人民群众进行义诊，这队伍成为学校志愿服务队的雏形，并不断地发展壮大。他的学脉传承人也都秉承了他的为人、为学、为医的宗旨，走入义诊、志愿者的行列中。

孔老师感恩他人的帮助并回报予社会、服务于大众。他从不做损人的事情，而是乐于助人，无私地奉献、持续地奉献。2000年，孔老师的妻子得了重病，孔老师一生拮据，两袖清风，妻子没有收入，家庭负担顿增，无力支付数额庞大的医药费。有很多孔老师以前帮助过的人准备搞一次自愿捐助，被孔老师严厉制止。学生回忆说："经常有塞到被子里的钱，都不知道是谁留下的。"后来妻子去世了，孔老师依然全身心投入临床诊疗，他要把帮助过他的人的恩情回报给患者、回报给社会。对于同事，只要是知道了他有困难，孔老师就尽全力地、无偿地帮助他，也不去分远近、分关系，只要是家里有事需要钱的，手里有多少钱都可以给他。

孔老师为了更多地回报社会，几乎天天义务给人看病，即使到耄耋之年，门诊工作量仍然不小。跟着孔老师门诊的同学们都很心疼老爷子，但是孔老师常说，他要尽可能多地用自己的这样一份技术回报社会，在学术上回报中医药事业，让学生能够得到更多的学习，让中医药事业得到更好的发展。孔老师把自己的医术无私地奉献给患者，是大医，是仁医，他始终体察着患者的疾苦，始终把"春蚕到死丝方尽，蜡炬成灰泪始干"作为自己的座右铭。

三、平和致中，看万千世界

孔老师始终正确地看待人与外界的关系，理解自然、世界、地球、宇宙。他认为人与自然存在非常紧密的联系，人应当敬畏生命，哪怕是草木。所以我们就可以理解他平等待人、尊重生命的观念。孔老师的世界观里会有他非常独立的一面，在他的思维、风格、行为模式下，他认为"高兴就好""谦卑""舒服就好"。他的生活非常简朴，心态极其平和，待人总是谦和。孔老师较少评价善恶是非，他对每一个患者，都平等地去对待，没有任何偏颇地去对待，不会因为这个患者地位高就对他格外认真，更不会因为患者是普通人就草率看诊。他也从不贬低同行，孔老师最忌讳说谁好、谁不好，做到了凡事不争，当着众人不评价，精力只用来为患者服务、为社会服务。这就是医德，这就是境界。

四、豁达通透，看百态人生

孔老师用豁达的心胸看待人生百态，不争不抢，淡泊名利，非常明确自己的人生追求和价值取向。他豁达的人生观、正确的价值观，影响着弟子，弟子们也保持着不争的心态，跟随着老师的脚步，看病不收钱，考虑患者经济，免费改方。

这是一种人生态度，正如王维所说的："行到水穷处，坐看云起时。"我们作为晚辈来说，虽然没有孔老师那样豁达、那样淡然，但是可以把自己的本职工作做好，承担起自己的职责，不断去提高自己的技术，去更好地服务社会，去努力追逐孔老师的脚步。

孔老师的弟子深受其影响。有的患者，家里条件比较困难，而且得了病以后，到处看病，花销很大，弟子就会跟患者说："我知道你这个情况。"患者说："你看看多少钱？"弟子接着就跟患者说："你下次来不要再挂号了。"下午1:30上班的话，弟子会提前到门诊，让患者1:00到门诊，不让他挂号，让他去办公室开药方拿药。弟子认为，帮助患者也是在帮助自己，"帮助别人，快乐自己"，帮助患者后就觉得很快乐。

这种豁达心胸、淡然态度，是中华优秀传统文化的一部分，在现代生活节奏加快、生活压力增加的社会环境下显得尤为珍贵。人要进取、要追求，但是也要知道"舍得"，我们应当向孔老师看齐，努力学习他豁达的人生观、通透的价值观。

五、三观正道，高原起高峰

孔老师会用博爱的胸怀、大局的意识去看待社会问题。他淡泊名利，正确理解人与外界的关系，包括人与人的关系、人与社会的关系、人与自然的关系。他是医生、是老师，他的职业带有特殊的使命；他热爱祖国，是祖国的贡献者和建设者。

一个人的三观会决定思想、行为、习惯、观念。再去看孔老师所有的外化的那些行为，都是很自然的。

解读孔老师的世界观、人生观、价值观，我们能更好地去理解孔老师的思维、思想、为人、品格等。一个人的习惯养成实际上跟他的思想密切相关，思维、思想决定了他的行为习惯，而思想又由观念衍生。

理顺世界观、人生观、价值观三者的关系，我们会发现："德高术才高"，"医德是高原，医术学术是高峰"，"高原起高峰"。所以传承不能只看到学术，更要看到精神。学中医要有正确的三观，这样才能学好中医。如果没有德，没有精神，没有境界，没有对事业的忠诚，没有中医药人的信念，三观不正、思想下滑堕落，那就不是真正意义上的医生、教师，医术、学术也会到一定程度就停滞不前。

孔老师为何一生奉献、为何淡泊名利、为何大爱无私、为何对待他人一视同仁……正因为他有如此的价值观，因为他有用阴阳公平去看待世界的世界观，因为他有豁达的人生观。所以他如是想、如是做、如是说，引导着患者和学生。

第二节　思想道德

一、好善而乐施，大爱仁爱存

孔老师的爱是无私的，他把爱给了他的患者，给了他的学生，他有一颗仁爱之心、大爱之心。

心存大爱，心存仁爱，所以孔老师没有私爱。他心系患者，有求必应，经常上门出诊，且分文不取，不计个人得失，一切为了患者考虑。曾经有一个女孩，十八九岁，7月就要高考，但3月时高热不退，早晨37℃多，到下午39℃多，到晚上可能10:00多就又退了，一直反复。同时她也一直出汗，汗出后热解，热解了以后再出汗，然后随着出汗的时候，身上的红疹子就出来了，西医没有明确的诊断。她从东北慕名而来，找到孔老师，看了一次，觉得效果不错。这个女孩的学校拿她当高考的状元来培养，所以她抱着来了以后能看好、平安回去参加高考的希望，在西坝河租了一间小平房，想着住上个一两周，看完就回去了。孔老师在门诊上看了她几次，后来说上门看看她，所以弟子跟着孔老师上门看过她两次。那女孩租的房子很破，她两只脚摸上去冰凉冰凉的，身上却跟蒸馒头似的，热气往上蒸。孔老师最后给看好了，两个多星期就让她回去了。孔老师在这女孩回去以后依旧一直惦记她，放不下。当时，网络不发达，只能打电话，长途很贵，但是两个人经常有联系，一个星期联系一两次。一听说那个女孩好了，顺利参加了高考，孔老师高兴得不得了，就像对方是他自己的孩子一样。不管是首诊患者来了，还是复诊的患者来了，孔老师都非常热情，恨不得马上给看诊，根本就不在乎挂号费什么的。如果患者没好，他就会详细问一问，怎么不好、哪里不舒服等。

这种无私的爱与孔老师的成长环境有所关联。孔老师的女儿说过，孔老师所在的家庭在当地都被认为是善人，孔老师的父亲49岁时帮助工友推板车，不慎摔下而身故，事后孔老师一家未追究和索要赔偿。后来，孔老师的母亲独自抚养孔老师兄妹二人，守寡半生。那时候村里有一户人家的小孩子生病了，贫苦无助，在不熟识的情况下，孔老师的母亲拿出了家里全部的20多元钱给那户人家送去。正是这种善良的家庭教养出了孔老师的大爱无私。

孔老师对待晚辈也是非常慷慨。20世纪90年代，有青年教师刚刚入职，一切刚起步，手头不宽裕，孔老师拿出3000元钱让青年教师租房，顺利过渡新入职的阶段，青年教师非常感动于孔老师的帮助。跟诊学生的家人生病进京求医，孔老师让学生一家住到自己平时不住的一套小房子里，解决学生一家住宿的困难，还提供开药治疗的帮助，学生一家非常感激并终身难忘。孔老师心怀善念，总是能及时设身处地发现别人的难处，并能第一时间主动伸出援手，不求任何回报。"但行好事，莫问前程"就是他一片慈心的真实写照。

在关于孔老师的访谈中，所有的受访者均谈到了他是一个好人。他仁慈、平易近人，被称为新时代的好人，患者、同事、学生，没有一个说他不好的，同行业、医疗圈的人也认同他是一个好人，很多人都在传颂着孔老师的人品和医德。

孔老师有着深厚的群众基础，深受拥戴，多次当选北京市朝阳区人大代表。他为学校做了很多贡献，不计名利；他为患者做了很多奉献，无怨无悔。孔老师曾荣获"优秀党员""优秀教师""全国名老中医"等称号，虽荣誉加身，但孔老师始终低调行事，始终为人和善，始终平等待人，即使是年龄差较大的年轻人，他也能很好地沟通。

二、具仁医之术，存平等之心

孔老师医术高明，疗效卓著，救人案例不胜枚举；医德高尚，不卑不亢，对待患者一视同仁。

有一天食堂师傅急匆匆地来孔老师家敲门，说孩子发热好几天了，住了两天院了还是抽风，怕孩子脑子出问题，听别人吃饭的时候推荐孔老师，他就带着孩子来了。孔老师让他们进来，看过病情，说："小谷啊，银翘散。"弟子谷晓红就开银翘散，并问："应该再加点什么吧？"孔老师说："加僵蚕，加钩藤，银翘散加僵蚕、钩藤。——好了，先吃3服吧，4个小时吃一次药啊，喂孩子喝点小米粥，不要吃乱七八糟的东西。"

弟子们还对一个小孩印象非常深刻，那是在20世纪80年代中期的时候，那个孩子患有重症肝炎，在担架上被救护车送来，孔老师下楼去车上看病。问诊的时候家属说他们去过哪些医院，西医建议来看中医，其实这句话在那个时候跟诊常常会听到。患者有重型肝炎，肝功能很差，转氨酶很高，有高热，还有出血、黄疸。孔老师看诊的时候非常谨慎，在救护车上，四诊合参，看完以后开了个方子。之后，这个孩子就一直在孔老师这看病。整整看了半年，孩子站起来了，后来考上了大学，之后去美国留学，在华尔街工作，然后结婚、生子。他把孔老师当作救命恩人，总会在逢年过节的时候来看望孔老师。一个医生若能挽救他人的生命，这将是最大的成就，每个学医的人的心里都会怀揣着救死扶伤的理想，孔老师初心不变。

　　孔老师对待患者一视同仁。不论患者是何背景，不论患者是何身份，孔老师始终不卑不亢、真心相待，不因身为名医而俯视患者，不因年高而倚老，不因为师而强势待徒，不因患者地位不同而区别对待。门诊看不完的患者，孔老师就约到家里看。凡是看病的患者，都是坐孔老师家卧室加书房里的那把小椅子，无一例外。弟子们也曾坐在那把小椅子上求治于孔老师，孔老师诊治细心，从不因为患者是弟子而速战速决，每一个都认真对待。对待学生，他也是用一种互相交流的态度，总是说他写的东西请某某去修改。

　　1998年，弟子们跟着孔老师学习的时候，见过一个患者，患有精神分裂症，他全家都在孔老师这里看病。这个患者每次来都会讲一些例如谁迫害他之类的话，但是孔老师从来都没对他的行为有过任何反感，和其他患者一视同仁，态度也都是友善的。

　　孔老师当时在国医堂旧址平房门诊，有一个老总来看病，想要得到特殊照顾，这种情况下，孔老师直接说，不管哪个老总，在这个门诊里，都跟大家一样，所有患者都在等待，都得按照顺序来看病。即便是亲朋，是好友，也都一视同仁。

　　孔老师从不批评同行，从不做对不起人的事，从不做占便宜的事，一直平等待人。他的弟子、患者、家属、同事均能够感受到他对待生命、对待疾病的认真、严谨、真诚，不为时间所磨灭、不为环境所改变、不为患者身份所影响。孔老师给了很多人为人、为医的指引，成为了一根标杆，他崇高的境界启迪着后学、感动着患者。

三、慈悲心中怀，恪尽其职守

　　孔老师他不辞劳苦，倾尽所能解决患者的病痛，他是那种宁愿苦自己也不愿意为难别人的人，所以常常会看到，孔老师原本限号30个，但患者加号就加到了40多个。孔老师年龄大了，一天下来其实真的很累了。看诊的患者，其实可能辗转几个医生，其实真的没有那么急，但是可能会用各种理由请求孔老师看病。孔老师一看，这么老远这么辛苦，到最后还是给看了。同学们担心孔老师的身体，怕他过于劳累，所以后来自发形成"黑脸"联盟，在孔老师80岁高龄之后便贴个条子拒绝加号，但仍然给患者免费改方。

数十年来，孔老师潜心教学，从不间断。他于1958年到当时的北京中医学院（现北京中医药大学）执教，其中有40多年坚持在教学第一线。孔老师担任中医系副主任10年，认真负责教育管理，尽职带领学生们深入临床医院进行实习和见习，同时注重教学的改革和效果，深为学生和青年教师爱戴。他在教学工作中，为了备好一堂课，反复琢磨，查找许多参考资料。他重视启发学生的中医思维，从不会原封不动地把知识教给学生，而是要求学生理论、临床相联系，要求学生进行中西医双诊断，而且允许同学们在讨论中反驳他的意见。孔老师在带领学生见习、实习时，尽量让他们多观察、多思考、多动笔，见习课他往往讲得口干舌燥，让同学们更加深刻地去感受临床。

同样地，孔老师忙于诊务，对待患者也十分认真负责，无暇如厕，所以门诊的时候几乎不喝水。他每次出门诊从下午1:30一直到晚上9:00左右，最晚的时候能坚持到晚上10:00多，不吃、不喝、不动，耐心细致地为患者诊疗。

孔老师的母亲、妻子、孩子一直在老家生活，孔老师每个月寄生活费回家，每年只在暑假回家一个月。回家后，四邻八乡的患者都赶来找他看病，天没亮就在他家门前排起了长长的队，一直到天黑——那个时候电灯没有普及，晚上看不了患者的舌、写不了字了，孔老师才停止一天的门诊。他的女儿说："每天天刚亮，看病的人便在房前排起长队。我爸爸一早起来，洗漱完毕，早饭也不吃，便看起病来。"孔老师的母亲心疼儿子，对患者说，能不能让孔老师休息一下，吃完饭再来。孔老师就对她说，这些都是贫苦老百姓，看不起病，非常困难，他再坚持一下，没关系的。孔老师女儿印象中的爸爸就是这样，一直坐在院子里给患者看病，持续一整个夏天。

第三节　文化精神

一、使命在肩，全力以赴

孔老师甘于奉献，忧国忧民，有时代担当精神和时代责任感，为中医药事业鞠躬尽瘁。2003 年他曾参与抗击"非典"的行动，作为中医药代表赶赴中南海建言献策。

在那场"非典"疫情中，孔老师作为中医药代表，担起了中医药人的责任。孔老师和弟子谷晓红参加了在 2003 年 5 月 8 日于中南海召开的中医药治疗 SARS（重症急性呼吸综合征）座谈会，他坐在当时的国务院副总理吴仪的对面讲，中国人应对传染性疾病有着悠久的历史，在西医没有进入中国之前，我国都是用中医的方法来抗击瘟疫，现在常说的"中医外感热病"以及在中医药院校所学课程中占主导地位的"伤寒论"和"温病学"，都有不少中医抗击瘟疫相关的文献，但是实际上还有很多的医家、很多的医术都没有写进来。2003 年 5 月 16 日的《人民日报》刊登了弟子谷晓红有"编者按"的文章——《中医治非典可以大有作为》，是在党报上发的声，告诉大众，所有的地方都要加强中医药方面的治疗，这才有了中药诊疗方案的推进。冠状病毒很特殊，传染性又强，如何在保护专家的条件下实现辨证，把一场肆虐全国的疾病风暴控制住，这是非常困难的，是相当有风险性和挑战性的，当时孔老师手绘了一个表格，展示工作如何来进行、病例如何来区分。

孔老师曾经也作为中医的代表与时任美国卫生与人类服务部部长的莱维特交流，并给莱维特的妻子看诊。孔老师无论是在外交上还是在重大任务面前，都展现了一种责任感、一种时代担当。

在这样重大的国家事件里，孔老师作为中医药人的榜样，担起了中医药人的责任，可谓"大医精诚"。在这个社会，在这个时代，每一个中医药人都应该有这样的责任感、使命感，并且传承发扬中医药的理念。

二、博览群书，春华秋实

孔老师几十年来始终勤奋好学、严谨治学，至耄耋之年，依然手不释卷，读书看报，关心新闻时事。在学习方面，孔老师每天读书到半夜；在学问、科研、处事、临床等方面，孔老师则十分严谨，一篇文章常常是改了又改，一堂课常常是反复琢磨。孔老师房间里有两张桌子：一张是写字台，孔老师每天在那读书看报，直至半夜；一张是看诊台，有时候晚上也会有好几拨患者来就诊。无论读书看报还是看病，孔老师妻子的休息都会受到影响，所以她一度睡到了亭子间。

孔老师 16 岁师从泰州地区名医孙瑞云先生，侍诊苦读 4 年。在此期间，孔老师读过《药性赋》《濒湖脉学》《伤寒论》《金匮要略》《内经知要》《温病条辨》《温热经纬》《霍乱论》《时病论》等，在理论和临床方面都打下了坚实的基础。出师后，为求继续深造医术，又入泰兴县（今江苏省泰兴市）中医进修班学习，然后又在乡村从事过几年的临床诊疗工作，其间又被派送到扬州专区医训班学习，在拥有扎实中医基础的前提下，又学习了西医。后来，由于孔老师各方面的表现优异，被选拔到了当时的江苏省中医进修学校（现南京中医药大学），在学期间学术得到了很好的提高。所以孔老师有扎实的基本功，还是"童子功"。人在年轻的时候背过很多书，印象就比较深刻，受益终身。

孔老师博览群书，反复诵读经典，每次都会做读书笔记。他读书，中西医兼顾，在传承中医的基础上进行创新，接纳西医。孔老师时刻保持开放的头脑，参加国办的西医研修班并不断地临床实践，中西互参，在中医理论指导下进行中西医融合，做到"我主他随"，又主动学习和了解一些现代研究的进展。孔老师门诊的患者大多数是疑难杂症，很多有明确的西医诊断，他会在门诊之外主动地去了解这些西医疾病，去了解患者的各项指标的含义。化验、影像学检查等报告单他都会看，并且将异常指标记录在患者的病案上，判断疗效时参考治疗前后指标的变化，把中医望闻问切的诊疗手段更加细化或者现代化，做到了衷中参西。他在中医诊疗的基础上把西医检查作为一个参考，作为病情评价的一个重点，认真记录患者的病情，去琢磨每一个字、每一个症状，但并不是将报告单的全部内容都放上去，而是挑选关键的、精辟的记录在案，这个过程是带着孔老师的思考的。现在大部分人都是以电脑去记录，很少用笔去记录。孔老师的医案是有中西医的交流和结合的，是有创新意识的，对大家临床实践有很大的参考价值，值得我们去思考，促使我们去重新审视自我。

70 多岁时，孔老师仍在反复地读许多经典著作，《温病条辨》的小册子都翻烂了。弟子去他家里，可以经常看到：一个人，一本书，一杯茶，就在那里，静静的。孔老师涉猎广泛，读书类型很多，不仅看中医的书，也看西医的很多书。而且中医的书，除了温病，伤寒、金匮等各个方向的书，他都会看，并不是教温病就只涉猎温病，而是勤求博采，融会贯通。孔老师一直不断地自我学习、积极进取、变化处方，经过多年的思考和临床实践，形成了独特的一种用药思路。"知者行之始，行者知之成。"孔老师不但"知"，而且"行"。书就在那里，前人总结的经验就在那里，对任何人都是一样的，想从中获益，不仅要看，还要反复地思悟，更要去践行，做到既"知"且"行"。

持之以恒的努力使孔老师取得了在行业内比较瞩目的成就，他在年轻时就是"佼佼者"，但是他从不以此自居，一直很低调，弟子们从来没有听他提起过，直到后来弟子整理孔老师的资料时才发现了他取得的成就。在20多岁的时候，孔老师就带领中西医医疗人员分队执行江西的血吸虫病治疗任务。1958年，北京中医学院（现北京中医药大学）在全国选拔才俊，孔老师是被选拔入京来校非常早的青年老师，北京中医药大学温病教研室和温病学科建立的时候就有孔老师。孔老师也是第一批全国老中医药专家学术经验继承工作指导老师、北京市朝阳区的人大代表、北京市优秀共产党员、全国优秀教师、北京市优秀教师、优秀教育工作者、享受国务院政府特殊津贴人员、首都劳动奖章获得者、国家级"有突出贡献中青年专家"、"首都国医名师"等。

三、言传身教，春风化雨

孔老师培养了多名硕士研究生，培养了第一批、第三批、第四批共5人为师带徒弟子，2011年成为全国首届师承博士后指导老师，指导了博士后2名。他的价值观念、思想道德、文化精神，他的高明医术、诊疗思维、临床思路……深深地影响着弟子，深深地影响着跟诊学生。

他为人师范，言传身教，给学生充足的空间成长，让他们学会独立思考。他的指导往往是大方向上的，细节的东西比较少。指导学生写论文时，他纵深拓展的点都比较开放，不会过多地强调什么，鼓励学生积极思考，大胆假设，小心求证；在临床上，则侧重学生的思维训练，随时指点。孔老师在为人、为医、为学等方面都影响着学生，他很少说教或者批评学生，一直秉承着身教重于言教的原则。在老师的影响下，学生们也竭尽所能地去回报社会，去体察患者的苦楚，不收取挂号费，免费改方，树立起时代的使命感和责任感。孔老师和学生之间有很深厚的师生情谊，他对学生关怀备至，而学生积极主动地为老师做些事情，这是种最好的状态。

作为学生眼中的楷模和标杆，孔老师深受学生喜爱。他的临床方药疗效好，药方有个特点：别人看不懂但很有效。所以很多学生想对药方一探究竟。有学生感慨地说，他看孔老师的方子云里雾里，一点头绪都没有，但是方子效果很好，这促使着他不断学习，不断思考。

弟子们深受孔老师医术影响的同时，也受其精神的鼓舞。周二有时候弟子和孔老师都是门诊，经常是弟子的门诊快看完的时候，孔老师进去了，看看弟子，然后溜达一圈什么话都不说就走了，当时晚上 8:00 多了，弟子也是极度疲劳，但是每当这个时候看到孔老师，都深受鼓舞，马上力气就来了，精神也振奋了，然后继续坚持把最后的几个患者给好好看完。半天的门诊下来，孔老师很多时候坐得都已经没力气了，精神也疲惫了，但是依旧坚持认真看完每一个患者，他的力量、他的信念是强大的，也深深影响着、鼓舞着弟子们。

他的临床，他的思想，常常使学生茅塞顿开，学习他整体布局，衷中参西。他们临床时也多以孔老师的中医思维体系为指导，以其成熟经验为借鉴，去学习、去运用。

旧竹长新枝，桃李春满堂。孔老师培养了很多的学生，他的学生又有了学生，一批接一批，"一节复一节，千枝攒万叶"，孔老师的"道""术"在传承、在发展。"大医精诚"，孔老师是仁医、是大医，值得无数人去尊敬和学习。

患者们也被孔老师的精神品格深深影响着，孔老师与患者之间有深厚的医患情谊，对待患者非常用心，从细节处去关心患者，用他的思想去改变患者，去指引患者，去调畅患者的情绪，所以孔老师也深受群众的喜爱。

四、从心所欲，而不逾矩

"从心所欲不逾矩"这句《论语》中的话，可以形容孔老师的性格特质。通过整理关于孔老师的资料，真实、立体、全面的孔老师形象便浮现出来，一个朴实、低调、淡泊、清瘦、安静、坚韧、谦虚、独立、自由、外圆内方的老先生形象跃然眼前。

孔老师亲力亲为，坚守职责，孔老师带教都是亲自联系和准备的，虽然工作非常繁琐辛苦，但做事仍然认真、严谨。他为医学奉献，为患者奉献，虽师出名门，但为人低调，从不依仗老师名气，不标榜，不张扬，默默奉献，为师争光。孔老师平时低调做人做事，云淡风轻，网上很少能看到他的消息，唯一一次高调，上了中央电视台，展现北京中医药大学的医生风采，还是为了责任，为了学校。除此以外，他从始至终给人的印象就是低调、安静而内敛。

他的日常生活很简单，数十年如一日，上课、看病、读书、做科研，没有任何的业余活动，不被外界的物欲所累，全身心地钻研业务，积极进取。他喜好文学作品，具有深厚的文化底蕴，平时喜欢喝点小酒，趁着高兴时再吟首小诗，也经常与同道互相诗词往来，学生们都觉得他是"雅士"，觉得他的诗词中蕴含了很多的人生道理，他的医学成就与人文素养也有一定的关系。孔老师依从本心，保持初心，扎根医学，汲取文学，他的内心是自由的，是豁达的，他的生活态度、兴趣爱好非常值得我们去参悟、去学习。

他特别喜欢刘禹锡的诗，经常应景吟诵给学生和患者，常诵的是《酬乐天扬州初逢席上见赠》：

巴山楚水凄凉地，二十三年弃置身。

怀旧空吟闻笛赋，到乡翻似烂柯人。

沉舟侧畔千帆过，病树前头万木春。

今日听君歌一曲，暂凭杯酒长精神。

他也很喜欢王羲之的《兰亭集序》，如：

夫人之相与，俯仰一世，或取诸怀抱，悟言一室之内；或因寄所托，放浪形骸之外。虽趣舍万殊，静躁不同，当其欣于所遇，暂得于己，快然自足，曾不知老之将至。及其所之既倦，情随事迁，感慨系之矣。向之所欣，俯仰之间，已为陈迹，犹不能不以之兴怀。况修短随化，终期于尽。古人云："死生亦大矣。"岂不痛哉！

还经常作诗咏怀（图1～图3）。

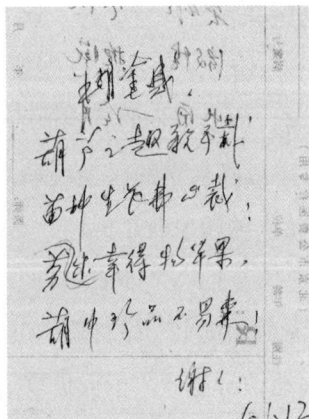

图1　孔老师诗稿手迹（1）

糊涂感
葫芦之趣亲手栽，
苗种生长弗心栽，
乐劳幸得物华果，
葫中珍品不易来！

千里迢迢寻故乡，
携儿抱女慰亲娘，
姊妹兄弟远来聚，
欢声笑语共论长，
笑然众亲语满堂。

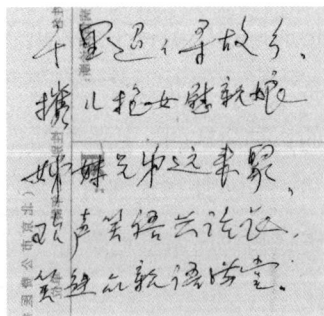

图2　孔老师诗稿手迹（2）

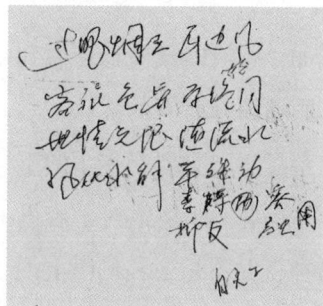

过眼烟云耳边风，

客旅虽异原终同，

世情无限随流水，

风化水解平殊功。

图 3　孔老师诗稿手迹（3）

孔老师一直清瘦，五官并不突出，但因为他优秀的精神品格，很多人都说"孔老师穿什么都好看"。孔老师看似保守，实则不拘小节，灵活有度。他对物质要求非常低，一件衣服可以穿好多年，甚至学生、家人给他买了新的，他还是喜欢穿经常上身的旧衣服。有人曾问过他为什么，他说："衣服就像人一样，你和它是老朋友了，和它在一起非常舒服，它了解你，你也了解它，不想放下它。——老朋友怎么能轻易抛下呢？"孔老师为人低调谦虚、从容淡定，总是温文尔雅、心态平和，一直追求着身心的平衡协调。他对外少有棱角，并不强势，也很少去主动表达自己，总是安静而内敛的，不去评价是非善恶，也从不批评别人。

孔老师有着自己的精神世界，不必成为谁，不为外界所累。他虽待人随和，但外圆内方，看似瘦弱，实则有着非常坚定的内心秩序、思想定力和人生追求，不随波逐流，善于独处深思。他的每一个行为都有自己的思想，内心有意志和精神的支撑。他追求身心平衡，追求着人自身整体、人与自然、人与社会的和谐统一。

五、严以律己，至意深心

"躬自厚而薄责于人"，孔老师人格独立，外圆内方，严苛之处只是对自己，从不批评同行、学生，但让他内心认可实需要达到较高的层次。

学生们提到，孔老师对跟诊学生的迟到或早退从不苛责，但自己非常守时。有一次闹铃坏了，门诊迟到了，孔老师赶到后一一向患者道歉。后来，他把家里的闹铃提前，要求自己务必按时到达门诊。

有时候孔老师对自己的要求是近乎苛刻的，例如：他有时候看诊，看到1个小时的时候，都不落笔，一定要找到一个病机能够解释所有的症状，然后再下笔，对患者负责，对自己要求严格，绝不潦草了事。只要是接手的事情，孔老师一定会认认真真地做，对于自己任何的差错，他是绝对不容忍的。孔老师是真正的大医，是真正的学者，他的精神，并不是说我们嘴上说说就能做得到的，这是我们为医而不懈追求的，是我们为学而不断努力的。

孔老师对人对物有情有义。他和妻子是娃娃亲，成亲后不久，孔老师便被选拔到当时的北京中医学院（现北京中医药大学）任教，二人异地分居28年，从无怨言。妻子没有文化，孔老师对她不离不弃，执手偕老。妻子在老家，侍奉婆婆、照顾孩子、耕种田地；孔老师则凭着工资，省吃俭用，每个月寄生活费回家。孔老师家庭和睦，从未有过吵架和红脸。他一直坚持自己的原则，理解党和国家的困难，为国分忧，常常把分房和晋升机会让给别人，没有为子女、学生谋求过任何福利，一直教育着子女和学生要靠自己的努力站稳脚跟，为社会奉献力量。孔老师用自己的方式爱着子女、爱着学生。

孩子们回忆，从他们记事起的每年暑假，孔老师回家后的1个月，每天天不亮就开始看病，一直到天黑无法再继续才结束一天的诊疗活动。他看病全部是免费，患者们的谢礼一概不收。他还在院子里栽种各种草药，并教会患者怎么去找，告诉患者找不到就到他家院子里挖。在访谈中，孔老师的孩子们没有丝毫的抱怨，十分理解孔老师不追求物质、不为他们谋求丰厚物质资产的思想和行为，也支持孔老师这样做，他们认为孔老师已经做到了一个父亲应该做到的，给予了他们非常宝贵的精神财富。在孔老师的言传身教下，他们非常孝顺，也做到了在平凡的岗位上做平凡的人，不贪图富贵，不沉溺享受。对待同事，只要是知道了他们有困难，孔老师都会竭尽所能地、无偿地去帮助，他待人不会分三六九等，也不会分亲疏远近，可谓"君子之交淡如水"。

在子女、学生、患者、同行的眼里，孔老师是一个这样的人：严于律己，宽以待人的长者；治学严谨，白首勤学的学者；教书育人，传道授业的师者；鞠躬尽瘁，品德高尚的医者；舍己为人，不计得失的仁者。

总结孔老师的为人，因为他追求精神价值，不重物质价值的价值观，所以他淡泊名利；他一生为了不断地实现他的社会价值，用一颗博爱之心去帮助别人，所以他的一生在于奉献；他充满了博爱、大爱、仁爱，没有私爱，没有为自己、子女、学生谋过私利，不在意名利，对待职称、对待金钱、对待各种荣誉都表现出淡泊的态度和行为，所以他免费给患者诊病，十几年给患者免费改方；他有着豁达的人生观，所以只要能给患者看病就行，只要能给学生上课就行。同时又因为孔老师天人相应的世界观，所以他敬畏生命，平等待人，不因身份、地位、疾病而有所区别。

他外圆内方，对外不争、简单、安静、清瘦、谦虚、从容、淡定、温和、平和、自由、君子之交、温文尔雅；对内守时、严谨、认真、勤奋、严格、律己、内心坚持、有责任感、有使命感、有秩序。

理解了孔老师的世界观、人生观、价值观，了解了他的精神品格，就会懂得他为什么是一个品德高尚的人，能"但做好事"、大爱仁爱、舍己为人、甘为人梯；也就会理解他为什么能对待患者耐心、细致、负责、严谨，能内心自由，能活出真我，能在门诊之余谈诗论道，能不为名利所扰，能与世无争。

先为人，再为医。一切都源于他的三观，理解了这一点，就可以理解他所有的思想、行为。孔老师的为人为医为师为学具体框架勾勒如图4。

对孔老师"全人之道"的理解，可以从他的世界观、人生观、价值观出发。他追求精神至上，所以忽略名利外物，所以低调宽容豁达。因此三观是他"全人之道"的源动力，最终成就了他的"道"与"术"的高峰。

价值观念：精神至上、恬淡虚无

孔光一的为人、为医、为师、为学

文化精神：陶冶心性、日出勤学

思想品德：但做好事、大爱仁爱

为学第一

影响者
为医、为师、为学成就卓著
勤学进取的方式
严谨的态度
影响学生
影响患者
高尚的人文精神品格影响他人
品格气质文化

内方
勤处
认真
律己
严格
责任感
使命感
严谨
内心坚持
守时
勤奋

自由
性格——从心所欲不逾矩
亲力亲为

外圆内方
外圆
有秩序
平和
温文尔雅
从容
谦虚
君子之交
温和
安静
简单
不争
清廉
自由

人生在于奉献的得失观
医不能让的职业观
豁达的人生观
精神价值至上的价值观
严管严教的子女教育观
淡泊名利的名利观

负责任
慈悲心
好大夫
一视同仁真心对待患者
对患者对学生的爱
仁爱
淡定
大爱

好人
评价为好人
医德高尚，仁慈孔德

敬畏、尊重生命
公平、和谐、敬畏的世界观
阴阳辩证
平和谦卑平等的思维、行为模式

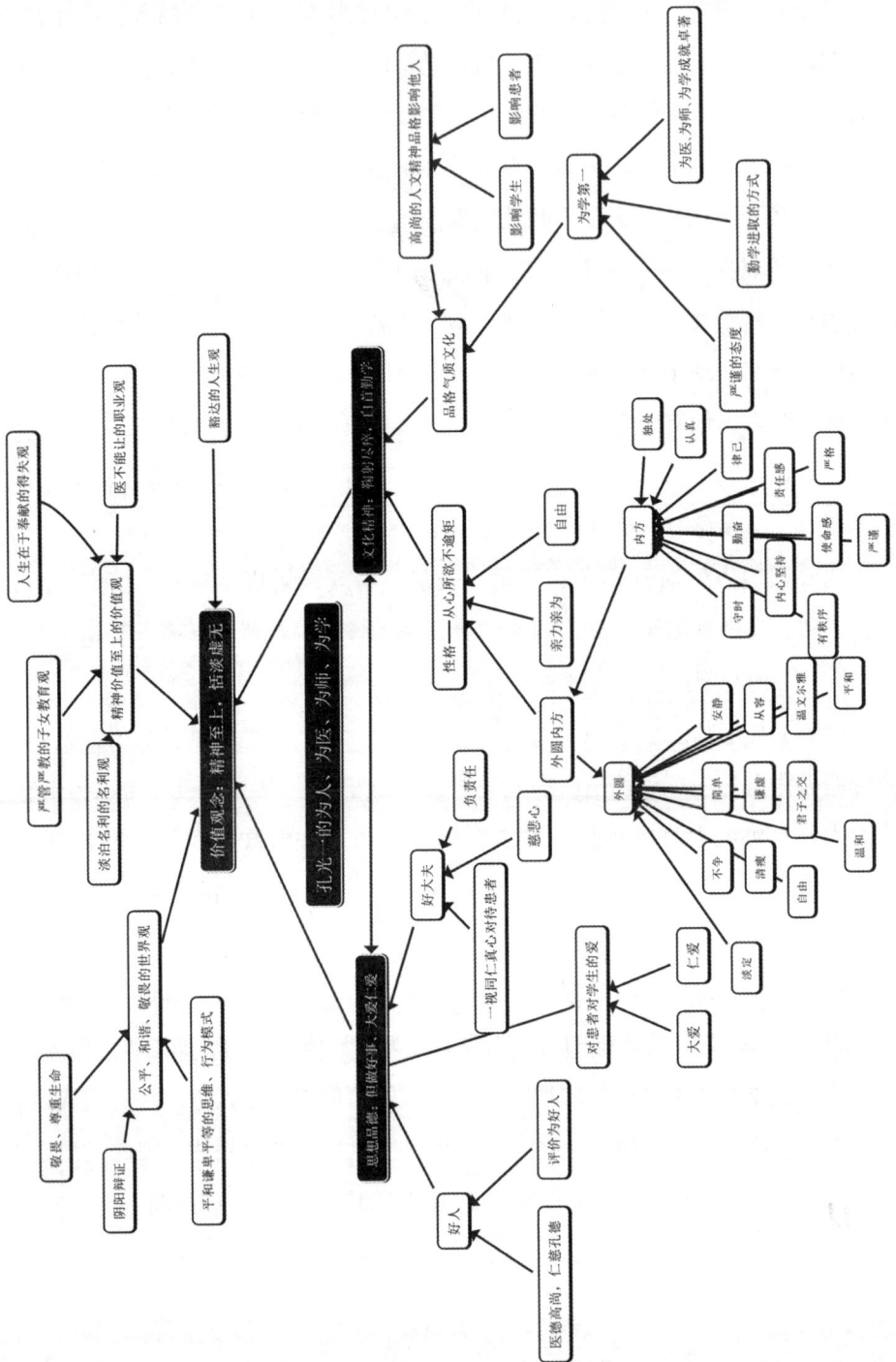

图4 孔光一的为人、为医、为师、为学

第二章　临证思维

第一节　医患共体，复杂干预

一、整体观念诊病，严谨巧妙处方

将人看作一个系统的、综合的整体，进行整体判断和干预，是孔老师所追求、所身行力践的。孔老师认为中医治疗要复杂干预，即多方面治疗，因为患者患病不仅是生物原因导致的结果，还是社会、心理、自然环境等各方面复杂原因综合作用于人体的结果。临床上要综合给予各种措施，整合自然科学和社会人文，以实现好的临床疗效，以实现综合的效果。

患者的病因具有复杂性，干预措施要根据其实际情况综合考虑。对于疾病的发生发展，要仔细梳理、条分缕析后再进行治疗，结合用药对患者进行情志、三观、饮食、起居等多方面的调节，对患者进行总体的治疗。

"人的病，病的人。"要以人为本、多方诊治。对一个"病的人"，不仅要关注他的生理问题，还要研判精神层面、文化层面上的问题。有的患者，就是因为职称没有晋升的问题，才得了乳腺增生；有的患者，就是因为总在比较别人家孩子和自己家孩子的这种攀比心理中，才患了内分泌失调，或者导致了失眠，然后可能失眠又作为一个原因，进一步导致更多疾病的发生，如代谢失常、情志失常和其他功能的重度失调等。所以临床诊治要理清整体和局部两方面的问题：整体是指通过患者语言上的表达进行精神文化的梳

23

理，因为一个人的病，可能是一个宿病，是一个几十年的病，要尽可能找到引起这个病的全部信息，从他不同的阶段、从他不同的记忆片段，甚至可能要追溯到他妈妈怀他的时候，然后把这些信息、记忆重新进行梳理，这就是一个系统的、整体的诊疗法；而局部则是指根据患者的病机、症状，例如气滞血瘀，例如腹痛，来进行开方。要将整体和局部结合，多层面上更加系统地、综合地治疗。

孔老师的弟子提到，有一个患者，孔老师看了2个小时。这个患者是哈佛医学院的教授，50多岁，有类风湿关节炎，孔老师从她爸爸妈妈多大岁数生了她开始聊，聊到她小时候是在哪出生、在哪上的小学和中学、考的什么大学、什么时候出的国、出国以后又在美国的哪些地方工作过，聊到多大年龄结的婚、丈夫是做什么的、孩子多大了、遇到过一些什么样的困难又是怎么克服的、如何成为哈佛的医学专业的教授。通过聊天，帮助她把整个生命的"信息密码"进行了重新梳理，力求达到"阴平阳秘""精神内守"，然后孔老师给她开了两种中成药。该患者2个月后反馈，孔老师开的药比在美国任何一个医生给她开的那些西药都要有效。这两个小时的交流，可能对她起了往常吃药不可比拟的作用。医生要有共情能力，与患者聊的时候要与对方在一个空间、一个状态下，引导患者放下过去，整理"正能量"，这需要综合医生的很高的素质和能力。孔老师对这个患者的精气神的调动，不只关注患者作为一个生物人的一面，也注重她作为一个社会人的一面，将她一生的不顺利都梳理开，打开了郁结，这2个小时的交流正是治疗起效的基础。

再例如诊疗一个发热的孩子，应当考虑：这可能跟他的饮食习惯很有关系，也可能跟他的家庭对孩子的管理有关系，或跟他们家晚上吃饭时间有关系。所以疾病的起因，通常是多方面的，不是一个处方能单独解决的，注重用方药的同时也要重视给患者进行其他指导，例如饮食、情绪等方面的注意事项。

在处方方面，孔老师十分严谨，仔细斟酌，三因制宜，做到运用方药与分析病机丝丝入扣，病理把握得非常到位，对药物和用量细致推敲。在学生眼中，他是真正做学问的人，认真到少见。孔老师诊治患者，无论对方是什么身份的人，都用时 20～40 分钟；遇到初诊的疑难病例，更是详细诊查，务在识病准确，唯恐遗漏，甚至用时 1 小时以上。他的药方也非常巧妙，君臣佐使、理法方药、核心方药都有自己的思想和特色，药方比较小，但常蕴四两拨千斤之意。可能别人看着没有什么特色、没有什么出奇的方药，却能发挥出确切的、很高的疗效。

用药是使患者获得疗效的一个关键环节、一个重要方法，用语言亦是。通过语言沟通，可以让患者的精气神达到和谐统一，既能治病，又能防病。语言通过声波的传递，让两个人的气产生共振，所以一个人存在情绪问题时，沟通是很有效的措施。治病仅靠处方的效力是不够的，还需要和患者进行有效沟通，医嘱不仅应包括煎服法、起居、饮食、禁忌、食疗、运动（例如太极拳）、睡眠等明显的方面，还应涉及生活习惯、职业、思想等潜在的因素。正如《素问·上古天真论》中所述，"食饮有节，起居有常，不妄作劳，故能形与神俱"，"志闲而少欲，心安而不惧，形劳而不倦，气从以顺，各从其欲"。

孔老师在看病的时候，对于患者不仅从身体生理方面进行治疗，实际上还从精神思想层面进行治疗，例如怎么对待情感问题、怎么对待工作问题、怎么对待人际关系问题等，可谓"道术结合"——"术"中蕴含了"道"，为"道"的具体表现，"道"则指导着"术"。孔老师的那种豁达的、淡泊的、宁静而致远的态度，引领着患者，对患者来说是非常大的鼓励、支持和疏导。

二、医患融为一体，信任久久流长

疗效的产生需要医患共同努力，不仅有赖于医生的诊疗干预，还需要患者的全程配合，真正做到"医患共体"、医患信任。

孔老师认真处方的过程、一视同仁的观念、耐心和善的态度和长期有效的沟通可以极大地促进患者对医嘱的执行能力，并且有利于建立良好的医患信任，让患者有病愈的信心。在处方后，孔老师会不厌其烦地告诉患者煎药与服药方法以及饮食禁忌，甚至为了患者的疾病预后，还会帮助解决家庭问题。这些都是患者服药取得良好效果、有愈病动力的原因——使患者有依从性，对于医生给予治疗的进行服从和执行；使患者信任，使患者包容，坚持认真服药，做到最终落实。

很多患者会专门来找孔老师看病，甚至不远千里而来。孔老师和患者的医患关系良好，有时候还会帮助解决家庭问题，有的患者对他高度敬仰。弟子回忆，有几个老爷子每次来都是先叫一声"老哥呀"，然后讲自己的情况、家里的情况以及最近的烦心事，见到孔老师很亲。孔老师对于不同年龄段的人，表达形式也不同，沟通的态度非常灵活，根据实际需要对患者进行宽慰，有时也会"严厉斥责"。有一些不听老伴话的患者，孔老师会劝说、开导他们，告诉他们应当怎么样，让他们把情况跟爱人好好沟通，变相地化解这种家庭矛盾，力求让患者情绪变得更加平和。

医患沟通为"医患共体"的重要部分，体现着医患关系的好坏，最终会对患者产生影响，例如可以影响患者气机、可以给予患者安慰、可以让患者持续感悟、可以成为患者愈病的最大动力等。语言通过声波的传递，让医患的气场共振，此时医患之间存在密切接触，存在交流的共振共鸣，是一种深入的交流，是文化信息、价值观、感情的交换过程，是心理疏导的过程，是配合药方解决心理方面问题的过程。医患之间的语言沟通体现着"道"与"术"。例如通过良好的沟通使患者气机调畅，在一定程度上可以治疗或者预防乳腺癌、甲状腺恶性肿瘤、妇科病等。这需要医生掌握语言沟通背后的"道"，然后通过语言这种"术"与患者充分沟通。像孔老师这样高明的医生，不吝与患者交流，谈半个小时甚至一个小时、两个小时，达到了"道"层次沟通的效果，对临床诊疗起到了积极作用。

医生的诊疗方法，如把脉、触诊、针刺、推拿等需要密切接触患者的措施，还能使患者产生一种心理安慰。但是要想让患者产生心理安慰，往往需要患者非常信任甚至仰望的医生才能做到。就像亲人的怀抱、朋友的手掌，肢体抚触的瞬间，是一种"医患共体"的时刻，患者甚至能从中感受到医者的气场，使得内心归于平静。孔老师的弟子说："每次在孔老师身边抄方，都是近距离感受孔老师的人格的时刻，远离名利，内心无比平静。有的患者到了孔老师那里，就想让他摸一下手腕而已，甚至有个患者，祈求孔老师赶紧看一下他的颔下，当孔老师手摸上去的时候，能观察到那个患者的表现像得到了一种心理的安慰。这是一种非常微妙的医患关系，是要患者心目中非常敬仰的人才能达到。"孔老师有仁慈之心、孔德之容，坚定无求，言传身教，不仅教育着跟诊学生，也深深影响着就诊患者，每每有患者说："只要一坐在孔老身边，听他说几句话，病就好了大半。"

医生对于患者的影响是全面的。孔老师作为一个医者，成了很多患者的精神导师。孔老师对患者常常进行言语的疏解，有时是宽慰，有时是严厉斥责，患者听后经常泪水涟涟。在如今社会的快节奏与高压力之下，人的心情常常抑郁不畅，故言语的疏解是很重要的，尤其是孔老师这样和蔼而又严厉的老人，与患者交谈，可以帮助患者松开心结，指导患者看清人生的方向。

医患沟通影响着患者的同时也在影响着医生，医生在真正用心看患者的时候，虽然在消耗自己的精气神，但精神会得到升华；精神的升华，又会促进精血的化生，动力不竭。医患之间有能量场的交换、交流、互动，患者会感到舒畅，医生会有获得感、满足感。

综上所述，与患者疗效相关的因素即疗效要素是多个的，关键在于"医患共体"。医生整体布局、治病寻源，综合识别、分析患者的病因，既考虑自然因素又考虑社会因素，通过处方、医嘱直接产生疗效，通过医患沟通交流、医患信任产生潜在疗效。

第二节　诊疗特点，灵活安全

一、详察形候，纤毫勿失

孔老师采集信息全面，先采集再写病历，病历记录准确简捷，认真细致。

他看病一丝不苟、辨证准确，三因制宜，四诊合参。孔老师注重问诊、脉诊和望诊，通过望患者的面色与神情以大概断其吉凶顺逆虚实，通过与患者的交流来捕捉、获取所需要的信息，通过询问患者不适症状以验证望诊与脉诊的准确性。但孔老师四诊的顺序因人而异，有的是先望诊再脉诊、问诊，有的是先脉诊再问诊，有的是先问诊再脉诊，没有一个固定顺序。孔老师面对疑难杂症的诊断过程十分详细严谨，他反复思考、推敲，进行反复的推理，然后逐一排除，鉴别诊断，一定要找到核心病机，遇到疑难时还会拍拍脑门，情不自禁地说："哎！这个病给我看2个小时都不多。"他不推敲明白绝不下笔，直到有一个具体的认识或者心中有见地、胸有成竹后才会落笔，思之再三后处方，能做到方药与病机丝丝入扣，他始终不忘初心。实际上他书写症状、撰写证的这个过程是有连贯性、有逻辑的，在写的时候、在思考的时候，方子也就在心里开出来了。看完这些症状的书写，往往就能够对这个疾病有一个整体的把握，所以弟子在跟师抄方的过程中，看到孔老师落笔写症状的时候，往往心里可能就有灵感了。

孔老师病案记录简明准确，他书写病案时，临床思维精准，病历既全面又精辟，言简意赅，重点突出，绝不堆积，逻辑性非常强，先是主诉，再是现病史，一切都围绕着孔老师归纳出的核心病机，这个病机可以概括和解释所有的症状，药物加减依据也一目了然。对于首次就诊和复诊改方的患者，孔老师很注重他自己处方记录的病案，尤其对于复诊的患者，除把脉之外，他会把前面的一些病情，尤其是精辟记录的，大概看一遍。他的病案记录字虽不多，但是非常精辟，不论时隔多久，只要看到处方信息，患者病情全貌都被勾画得非常清晰，患者复诊时更能体会到首诊信息准确全面的重要性。所以他往往会给患者一种非常了解病情的感觉，弟子们同样也有这种感觉，患者常说："哎哟！您这么大岁数了，怎么记忆力还这么好！"

孔老师的每一张处方都能够做到这样的高标准，书写处方也遵守规矩，最后经过核对，他再郑重签下姓名，不潦草、认真严谨的态度跃然纸上，每一张处方的空间都被有效利用，都非常值得学习珍藏。孔老师高龄时，他会口述所有主诉、现病史、诊断、治法、处方等需要书写的信息，学生负责写入处方。他有时也会和学生们商量病情，听取学生意见，这让患者和学生十分敬佩他的认真。

二、推心置腹，充分沟通

在诊疗过程中，孔老师细致认真，传达医嘱仔细耐心，亲力亲为，不假学生之口，落实到位，从众多的细节中可以看出孔老师对于患者的关心和负责。他会细致到去诊察患者身上特殊的痣、眼球的颜色、眼中的血丝、手心或脚心的汗，或身上是否有可触及的结节，总是力求看清病情中的细微隐象。他还秉承着亲自医嘱、一定要说明白的原则，反复叮嘱，无限耐心，从而保证患者对医嘱的执行力度，也让患者有信任感、依靠感，以最大程度增强治疗效果。因为医嘱的执行程度可以影响药物效果，例如有一些药物如果因为熬制的方法不得当或者服用方法不得当，往往会让疗效打折扣，所以孔老师一直保持着一个习惯——自己叮嘱患者怎么熬药以及有哪些禁忌等，尤其是首诊的患者，一定要告诉患者先拿凉水泡半个小时，泡完之后再熬两遍，然后饭后温服。门诊上的每一个患者，孔老师都会叮嘱，甚至对新患者会反复地叮嘱，充满了无限的耐心。

此外，他会与患者充分沟通，并且会给予患者缓冲的时间，让患者对他的医嘱和询问有理解的时间，从而明白医嘱内容与疾病的关系，做到高执行率和良好的依从性，同时也注重沟通技巧，让患者没有任何的心理负担。针对不同的年龄段和背景，他会因人而异，采用不同的语言，对患者也比较和善、幽默。对于小儿，他不会直接看舌头、嗓子等，而是像个爷爷一样，语气温柔，减少孩子的恐惧感。有的孩子一开始也是不上当的，然后孔老师会看着孩子说："噢，那你张开嘴，我看看你，这块糖就给你了。"小孩就会慢慢张开，这个时候去看舌头。对于年轻人或者正是事业巅峰时候的人，比如说担任什么职务的，他就会以老者的身份去说，让他们去注意情绪、饮食等；对同龄人会安慰"没有什么可害怕的"，树立患者治疗信心；对于过度紧张的患者，他也会去批评，甚至批评"死不了""你这个病怕什么呢"。孔老师在诊前和诊后都会去跟患者沟通，尽可能多地了解患者情况，为我们树立了一个非常好的榜样。

孔老师真的是发自内心地去对待患者，是用心去看，去充分观察，去捕捉、判断患者的许多信息，通过衣着判断患者来自何处，通过言谈举止分析疾病走向，通过外在去判断性格心胸，从容平淡、和善耐心地对待每一个患者，高明地去捕捉每一个患者的信息。摸脉的时候，孔老师先把手搓一搓再放在老人的手臂上；对于年轻的患者，例如一个小姑娘，会说，小姑娘几岁了呀，多大了呀，在哪工作呀，你哪不舒服呀，等等。

三、处方无定法，用药细推敲

综观孔老师所治的疾病，我们可以发现他对很多方面都很擅长，例如妇科疾病、肺系疾病、小儿疾病、各种疑难发热等，在治疗一些疑难杂症的时候，他会一针见血地让大家看到某些病机的关键环节。孔老师在把控疾病大方向的同时又能兼顾细节，整体和局部相结合，准确把握病机，驾驭方药，不会选用一个固定的成方去治疗某一疾病。而且不管是伤寒的方子、温病的方子、金元四大家的方子，还是其他时方，孔老师对于各个方子都不存在偏见或者排斥，只要是适合的，他可能都会去选择。他的方子常常是融合了多个方子的特点，没有成法，灵活加减，而且在他的加减的过程中，对于每味药的把控是非常准确的，对患者个体的有效性高、针对性强。所以孔老师的组方特点可以简单概括为高效处方、法无定法、只择有效。

患者的病因是复杂的，既有生物原因又有社会原因。所以孔老师格外注重治病寻源，在开具处方之前，会通过和患者充分地沟通，帮助患者梳理病因，针对症结进行梳理，在服用汤药之前就已经对患者的精神层面开始产生疗效。在梳理病因和症结时，他秉着中医思想，做到与患者共情，去调畅患者的情绪、思想、三观等，尤其是对妇科疾病、两腺疾病、肿瘤疾病的患者。不管是中医的七情，还是西医的内分泌激素，都是与情绪有密切相关性的，而孔老师在看诊过程中，能通过语言、肢体进行医患沟通，去梳理患者的情绪，调节患者气机，同时仔细耐心医嘱，让患者有很好的依从性和信任感，这一点是大多数人都做不到的。孔老师树立了良好的榜样，是一个行业的标杆，让大家自发地、不断地去思考、自省，去向他学习。

在用药方面，孔老师的特点是灵活有效、用量有法、药味多、副作用小、用药平常不贵奇。他的方子，学生们很多时候都看不懂，并且没有一个是能从书上查出来原方的，通常是多方化用、灵活加减，针对患者"量体裁衣"以达到疗效。

用量之轻重，孔老师参考的因素较多，例如病情急重情况、患者脾胃情况、患者体重等，并结合经验使用。患者是急性重症或者体重较重的情况下，他用药量会偏大；大多数使用中药量大的时候，他会参考之前其他医生开具的处方或者是经过他小量用药后患者不敏感的情况，然后逐步累加。通常情况下，他用药量轻，但轻灵有效，其原因：一是孔老师病机把握准确，用药精准，量轻而有效；二是量小无害且副作用小，顾护脾胃，可以减少脾胃负担，从而促进脾胃功能恢复。

孔老师临床上注重辨证，顺应各脏腑的功能进行调理，而且兼顾面较大。比如，他看妇科月经病时，根据气血辨证养血益气、调畅气机，根据脏腑辨证疏肝、健脾、益肾，根据三焦辨证宣上调中利下。而且他很少用大寒、大热、药性剧烈之药，如石膏、附子等，但仍能治疗很多的疑难重症或急性热病，这充分反映出他对病机的把握之精准与寻找切入之途径明确而富有层次。

经过临床多年的磨砺，他对于某些药物的起效剂量也有着独特的经验，常用的用量较大的药物包括丹参、麦冬等，一般情况下药物的用量均较轻。有的药用 5 ～ 6g 就能实现基础的效果，而丹参在治疗妇科病、心脏病的时候经常会用到 30g 或更多，孔老师的学生曾在治疗心脑血管疾病时小剂量使用丹参，效果很微弱，只有达到孔老师使用的 30g，才能发挥较好的作用。所以药方中很多药物的常用剂量都经过了孔老师临床多年的验证。

他用药也非常安全，基本很少有患者反馈副作用问题，做到了在保证疗效的前提下，无副作用。孔老师也很少使用一些药性峻猛的药物，他晚年跟诊的学生反馈，很少见到他用石膏、麻黄、大黄等药物。"我通大便不用大黄，我调气，气一通，大便就下来了。"孔老师曾经在全国名老中医师带徒公开讲座中说，"哎——我一辈子治热病，不怎么用石膏，有时候烧没退，口水流下来了。"他并不是追求"和平方"，只是努力通过配伍来使这个疗效最大化而副作用最小化，这是因为来找他看病的患者病情非常复杂，"和平方"虽可避免副作用，但不能保证疗效。他的处方体现的是一种制衡思想，在价值观念中他强调"阴阳是平衡的"，例如他用阴柔药会配伍行气药健脾助运，防其滋腻。另外，疑难或体弱的患者之阴阳极容易被打破而失去平衡，不能伤敌一千自损八百，所以孔老师用药严谨、谨慎，时而轻灵又不拘泥，时而药专力宏。学生们都表示，达到孔老师这种状态，需要认认真真地踏实做学问，需要多年的临床历练，才能逐步实现。

同时，孔老师用药也不求奇，不求贵。他开具的方子很"平"——很平衡、很平常，没有一点奇怪的药，就是用常见的普通的药去治愈患者，从平衡中找突破。

下篇　大医之术

第三章　临证技法

第一节　创立少阳三焦膜系理论

孔老师创新性提出少阳三焦膜系理论，对临床辨治有着显著的指导意义。少阳涵胆系与三焦，在病理上属半表半里。胆的生理病理形质可查，三焦形态尚难界定。三焦的病机变化理论运用广泛。

一、少阳三焦膜系的形态、分布

三焦又指人体的上、中、下三个部位，包涵所在脏腑。三焦膜系分布很广，形态各异，人体上下内外的各类膜层，均属于此。三焦膜系，具有协调脏腑、运行津血、充养全身的作用，又是代谢的通道，故有决渎的功能。《灵枢·营卫生会》云："营出于中焦，卫出于下焦"，"营在脉中，卫在脉外"，"上焦如雾，中焦如沤，下焦如渎"。《素问·痹论》云："卫者，水谷之悍气也，其气慓疾滑利，不能入于脉也，故循皮肤之中，分肉之间，熏于肓膜，散于胸腹。"王冰注曰："肓膜，谓五脏之间，鬲中膜也。"薛生白说："膜原者，外通肌肉，内近胃腑，即三焦之门户，实一身之半表半里也。"据此，三焦膜系涵盖所在脏腑、管腔内外及肌肉、筋骨间的各种膜层及所属功能，具有联系上下、互通内外的作用。

二、三焦膜系的形成与病机

孔老师认为，肾膜为三焦膜系之起源，焦膜属少阳，少阳涵胆，肝胆相连，《灵枢·本输》云"少阳属肾，肾上连肺，故将两脏"，指出少阳与肺皆受肾之统领。且少阳与三焦相互络属，《类经》言"少阳为枢，谓阳气在表里之间，可出可入，如枢机也"。三焦为人体气血津液出入的通路，《素问·灵兰秘典论》云"三焦者，决渎之官，水道出焉"，指出了三焦为水道，通行水液的功能。《灵枢·营卫生会》的"上焦如雾，中焦如沤，下焦如渎"，概括了三焦的气化特点、共同参与水液代谢全过程。《中藏经》云："三焦者，人之三元之气也，号曰中清之府，总领五脏六腑、营卫经络、内外左右上下之气也。三焦通，则内外左右上下皆通也。其于周身灌体，和内调外，荣左养右，导上宣下，莫大于此也。"其后张锡纯在《医学衷中参西录》中提出"人之一身，皆气之所撑悬也，此气在下焦为元气，在中焦为中气，在上焦为大气"，明确了三焦的气化功能。三焦膜系与气血津液关系密切：气化正常，通路顺畅，则水液输布正常，气血运行有序，邪有出路；气化失常，通路受阻，则水湿内停，外邪内留。三焦膜系无所不包，包含诸如胸膜、腹膜、心包膜、肠系膜、盆腔膜等，其遍布全身，其间流通气血津液，是人体脏腑间、皮肤筋骨间互相连通的中间通道。

三焦膜系的形（构）成与脏腑形态功能紧密相联，膜层的形态结构亦随脏腑功能的不同而有区别。孔老师根据功能将三焦膜系分为外通性膜系与内通性膜系。其中外通性膜系为直接与外界相通的膜层，主要为呼吸道、消化道与泌尿道，分别以肺、胃肠与肾为主体，主吸纳营养排除废物而内输。内通性膜系主要为血运通道内外的膜层，总属于心、肝，分别司血运推动及血运来源，主营养的全身供应及废物排除而外输。两者相互连通，共同结合维持正常生理状态。

在病机方面，温邪热毒侵袭外通膜系，膜之通透受伤，则出现肺热咳嗽、胃滞脘闷等症，治以宣清疏化；邪热侵入内通膜系，血运失调，病轻在营者，需透热转气，若神昏，则当清开；病重耗血伤阴，膜系萎弱，治以凉血散血，滋清并用，以复心肝之运。风寒侵袭外通膜系，风疏寒束，肺胃膜层受伤，则出现咳嗽、胃疼等症，治以温宣和中，以展膜层；风寒侵入内通膜层，膜系拘急或疏缓，血运受碍，心肝失调，则出现胸闷、胁疼等症，甚则神机闭郁，治以温通疏利或开窍，以和膜层。此外，气郁湿滞、体质强弱、受邪轻重等因素，也是膜系病机的注意点，膜系及脏腑损甚难治。总之，膜系损伤，常为脏腑疾病发生的开端，随着疾病的严重发展，膜系损伤更深，又为脏腑疾病发展的终点。

三、三焦膜系起源及对临床的指导意义

三焦膜系起源于肾，肾为先天之本，即是焦膜之起源。《素问·阴阳离合论》曰："太阳根起于至阴，结于命门，名曰阴中之阳。"推测焦膜之起源与"命门"有关。肾膜是焦膜的起源，焦膜属少阳，少阳又涵胆，胆与肝直接相连，肝为藏血之脏，又为血运之源，肝血肾精，本有互化作用，通过少阳胆焦膜系与肾相通，肾精之气入肝，肝血与心脉并行，这便构成了精血互化转运作用，又是膜系脏腑供养的要素。肾主水，为人体水津布化及代谢之根，水津布化须赖肺气通调，气化则水行。肾精、水津总为肾的重要功能。《灵枢·本输》云："少阳属肾，肾上连肺，故将两脏。"这种原理勾画出先天之本的起源，及少阳、肺的归属又受肾统领的关系。

膜系相连，肾膜起动，举凡人体上下内外，无不有三焦膜系与肾气共存的作用。在诊治中有些肺肾病证（咽痛、淋证、咳喘、腰痛）确有互通效应，两脏膜系形态结构能否可比观察？待研。热病伤阴过程中，叶天士说："或其人肾水素亏，虽未及下焦，先自彷徨矣……务在先安未受邪之地，恐其陷入易易耳。"这是诊治中的预防。热病深入肝肾，膜系失养，疏利无力，病情严重复杂。内伤杂病病因病机复杂，不少病证，久治难愈，如咳喘、腹胀等频发，膜系随伤，调补后天，疾病往往可以缓解或治愈。至于水肿、关节痛、阴斑等重症，均与肾相关。

第二节 重视咽喉，丰富四诊

一、望诊特点

望诊察患者的神、色、形态、五官、舌象及排泄物、分泌物等。

（一）望舌

舌象的变化，能客观地反映正气的盛衰、病邪轻重、病位深浅、邪气性质及病情的进退等，舌质分辨红、淡、暗，观察有无瘀斑；看舌体，即观察其胖瘦，有无溃疡和齿痕，是否强硬、震颤、歪斜、吐弄、短缩及弛纵等；看舌苔，观色泽、厚薄、有无苔以及其分布等。

望舌下络脉，舌下青筋瘀曲，若伴有舌质暗红，或有瘀点，则提示瘀血内滞，若伴有舌质淡暗，则提示气机郁结，或痰饮内停；若伴舌质鲜红，则提示郁热较盛。

（二）望咽喉

孔老师诊病时尤重望咽，往往能见微知著而愈大病，望咽主要指望口咽部，包括咽后壁、腭扁桃体、舌腭弓、咽腭弓、软腭、悬雍垂。

1. 望颜色及津液情况辨治

咽部色红而暗者多为宿病，色红而鲜者为新感。对于温热类疾病，望咽部之颜色，可以查温邪之浅深；望津液之盈亏，可知伤阴之轻重。温病初起，邪尚留于卫分，整个咽部的颜色常常突然漫肿充血，此时治疗当以疏风清热解表为法。温热之邪久居，内传气分，咽部颜色通常为整体鲜红。此时应注意咽部的津液情况，若咽不干燥，单以清气即可；若干燥，则清热养阴并举。若为烂喉痧，热入气分后往往很快气血两燔，咽部红而糜烂。此时说明气分毒热较甚，内迫入血，治疗时除注意气血两清以外，因邪毒郁结咽部，还要注意解毒，用药当取清瘟败毒饮之义。气分之邪不解则入于营血，咽部颜色由鲜红渐变为紫红，此时治疗应清营泄热、透热转气。用药取清营汤合牡丹皮、赤芍、板蓝根、薄荷。温病后期，咽部多嫩红少津，治疗以养阴为主，伤气者则益气养阴。湿热类疾病，咽部表现往往不如患者自觉症状显著，颜色在病程中变化很慢。湿热类疾病患者多见咽部漫肿光亮，罩薄黏痰液，主要表现往往不是疼痛，而是咽喉不利。如果咽部颜色正常，而有咽痛的表现，则考虑为风寒类。判断时需结合全身症状综合分析。咽部望诊也要结合全身症状综合判断。如咽部外观未有改变，而有全身发热、舌边尖红、脉浮数等表现，也应按风热表证治疗。脾虚者上腭呈黄色并肿胀光亮，阴虚血滞往往咽侧壁后壁暗红伴滤泡增生，气虚则咽部淡红无血色。

2. 望咽部的分泌物辨治

若分泌物色白，在温病初期多见，夹湿者多。或为痰湿偏重，肺脾同病；或为风寒袭肺，水饮不化；或为气虚，水液气化不利。具体辨证应参照全身表现，随证治之。若分泌物色黄稠，在温病中期多见，一般说明痰热偏重，治疗当清肺化痰。若痰黏量少则说明热邪已有伤阴之势，治疗时应适当养阴。

3. 望咽部附属器辨治

咽部附属器包括腭扁桃体、咽后壁及淋巴组织、悬雍垂。

（1）腭扁桃体：急则属肺，缓则属胃。若患者平素扁桃体肿大且色红而痛，多为胃中积热上搏于咽部，此类患者易于感邪；感邪后扁桃体颜色变红，体积增大，这时病位在肺之卫分或气分，治疗时可疏风解表或清气泄热。病邪久居，扁桃体易于成脓，若已成脓，则为气血壅滞，血败肉腐，气血同病。未成脓者，仍可消之散之；已成脓者就需凉血活血排脓，用药如桔梗、甘草、鱼腥草、赤芍、生薏苡仁之类。成脓后期，久不收口者，为气阴不足，化生乏源，治疗时当益气养阴生新。扁桃体肿大并非皆为热症，若扁桃体但肿不红不痛，不成脓，多为痰湿内停或夹湿外感，治疗时不可一味清泄。

（2）咽后壁：可以分部位进行。咽后壁两侧责之于肝胆，中央责之于肾。《素问·奇病论》言："夫肝者，中之将也，取决于胆，咽为之使。"咽后壁色红或暗红偏于两侧，治疗皆从肝胆入手，色红者病浅，色暗红者病深，且多见于中年女性，其病源于血分。咽后壁中央色嫩红有微痛，责之于肾。在温病发展过程中，咽后壁滤泡突起，颜色微红，病在卫分；滤泡鲜红呈簇，则病在气分或卫气同病；滤泡颜色暗红，则病已入营血分。在杂病中，若淋巴滤泡色白，则病在气，多为痰结；若颜色偏暗，则病在血，为有血结。临床治疗之时当分清在卫、在气、在血，用药注意开结散结，在气可加牛蒡子、川贝母，在血可加赤芍、郁金。

（3）悬雍垂的望诊与扁桃体相似，多归脾胃，辨证亦相似，但在中风病诊断时悬雍垂的偏移则有一定意义。

二、问诊特点

（一）问二便

医者问二便可以察知脾、胃肠、肝胆的病变。大便反映肠胃之功能，例如大便干结、软溏。小便可反映肝胆及下焦的病变。孔老师通过问小便以了解膀胱的气化状况，以判断病位在下焦的脾胃病。其通过多年临床观察，认为三焦湿热伏毒自上而下为顺，小便为祛邪外出之要道。若湿热留滞膀胱，膀胱气化失司，下焦闭塞不通，邪无出路，则上逆干扰脾胃，影响脾胃的升清降浊功能，临床除见脾胃病诸症外，还出现下阴湿潮、臭痒，小便频数、短赤、黄热等。

（二）问经带胎产

妇女必问月经、孕产、婚史、带下等，通过询问月经周期、月经提前和错后、经闭或崩漏、行经期长短、经量多少、月经颜色鲜或暗、月经里血块多少、是否结婚、孕产情况、带下多少、带下黄或白、带下稀或稠等了解妇女气血的盛衰、气血循环的畅与滞、内分泌是否失调。肝、脾、肾功能状况均可通过月经、带下、孕产等得到体现。

（三）问脚汗

孔老师认为观察脚汗也是了解三焦通调程度的一个重要方法。《素问·阴阳别论》曰："阳加于阴谓之汗。"阳气对阴津的鼓动、温煦和蒸化是汗液产生和排泄的动力。若湿邪留滞三焦，水道不通，津液不能有效输布，阳气郁遏于里，而不能外达四肢，临床表现为脚凉而无汗，孔老师归纳此证为"阳不振"，祛除湿浊、疏利三焦为其治则。孔老师还指出，单纯脾肾阳虚的病患也有下肢冰凉的表现，但必兼有汗出，治法则用温补，临床应注意鉴别。

（四）问齿衄

此乃手足阳明经及足少阴肾经之病：足阳明入上齿中，手阳明入下齿中；肾主骨，齿为骨之余。虽然三经皆能为齿病，但孔老师认为，血出于经，而齿不动摇者，多提示阳明火盛，常伴口臭或牙痛。

（五）问鼻衄

医家多认为其出于肺，以肺开窍于鼻也；然手足阳明以及手足太阳皆至于鼻。孔老师常将衄血之由，归于阳明内热，治以清降为主。

三、切诊特点

（一）切脉

孔老师切脉，取左右三部，轻举重按，有条不紊，先诊是否反关、斜飞，次别有神无神、有根无根，再辨浮沉迟数、弦紧濡滑、细弱结代等。

（二）切肌肤

按诊肌肤，按手足，按胸腹，据情而定。如肿胀，必按患者肌肤是否凹陷，确定浮肿程度和性质。对患儿起疹，必按之，观其色泽，压之是否褪色，是否高出皮肤，以鉴别斑与疹或白痦。斑疹点大成片，色深红或青紫，抚之不碍手，压之不褪色者叫"斑"，临床常见多由热毒内迫营血或脾虚失摄所致，亦可提示体内有瘀热。点小如粟，色红或紫，抚之碍手，压之褪色者为"疹"，多由风热郁滞所致，亦可提示上焦热盛。脘腹疼痛者按其痛处所在，看有无包块、喜按或拒按判定虚实。对于肝硬化或癌症患者必按其腹，观察肝脾大小、腹水的程度等。

（三）辨触结节

患者颔下有结节，乃肺经素有郁热之征，感受外邪即可发病，故而平素易感。若兼见反复感冒、咽红，则提示邪毒留滞，临床亦发现其感病缠绵难愈，孔老师认为此种邪毒非单纯清热解毒即能取效，宜宣透疏散方能化解，治疗从此着手，每获良效。

第三节　辨治发热常用五法

一、轻清宣透法

此法适用于外感热病初起，邪在肺卫者；或发热日久，若肺卫之证尚存者。症见发热微恶风寒，无汗少汗或汗出不畅，头痛，咽痛，咳嗽，舌苔薄白，边尖红，脉浮数等。邪在肺卫者，应随其性而宣泄之，轻清宣透，气机宣达，郁热自散；忌大苦寒凉，否则寒遏热伏，百病丛生。孔老师常用桑菊饮、银翘散及陈平伯凉解表邪法诸药加减化裁，常用药物有金银花、连翘、鱼腥草、前胡、桔梗、僵蚕、牛蒡子、黄芩、荆芥穗等，这些药物大多气味清薄，质地轻扬，有外宣内清、利肺解毒之功效。若咳嗽，加半夏、浙贝母、苏子梗（紫苏子、紫苏梗合用）；咽痛加玄参、赤芍；鼻衄加白茅根、牡丹皮，荆芥穗改为荆芥炭；便不畅加玄参、瓜蒌。

二、宣上调中法

此法适用于肺胃郁热证。症见易感发热，鼻流清涕，咳嗽不已，食欠振，便欠畅，或有腹痛，手足心热，易汗出，夜寐不宁，扁桃体及颈、颌下淋巴结肿大，舌苔中腻，脉滑数等。此证多见于小儿发热，多因患儿平素过食油腻等难以消化食物及巧克力等温燥零食，致使胃肠蕴热，又感风热之邪侵袭肺卫，此属肺胃同病，治宜宣上调中。孔老师常用前胡、桔梗、紫苏子、紫苏梗、贝母、连翘、黄芩以宣肺清上，以半夏、神曲、炒莱菔子、枳壳、白术、甘草等理脾调中。若大便干结难解者，加玄参、炒山栀以养阴泄热；纳食不振者，加砂仁以醒脾健胃；扁桃体肿大及颈、颌下有结节者加僵蚕、牛蒡子、赤芍利咽散结。

三、两清肝肺法

此法适用肝肺郁热证。症见发热咳嗽，胸胁不适，口苦尿黄，舌红苔黄，脉弦数。此证患者平素多有肝经郁热或肝胆疾患，又复感风热之邪，引动肝胆伏热内发，遂成此证。孔老师常用两清肝肺法以治之。常用小柴胡汤加减，药物有柴胡、黄芩、半夏、连翘、鱼腥草、板蓝根、白花蛇舌草、牡丹皮、赤芍、桔梗、川贝母、苏子梗、太子参、甘草等。

四、开达膜原法

此法适用于湿热邪毒内伏膜原之证。症见发热缠绵不解，日晡益甚，头晕口苦，胸痞呕恶，腹胀，便溏不爽，或便结，尿黄，舌红或红赤，苔白腻或黄厚腻，脉濡数或滑数，部分患者可见肝脾肿大或淋巴结肿大。孔老师常用达原饮合小柴胡汤加减，常用药物有柴胡、青蒿、黄芩、草果、厚朴、槟榔、赤芍、白芍、知母、半夏、滑石、甘草等。颈部或颌下淋巴结肿大者，加僵蚕、夏枯草、重楼以解毒散结。

五、行经泄热法

此法适用于妇女月经期发热患者。孔老师认为经带情况与全身气血流通密切相关，疾病可由经带而致，亦可借经带而去。故孔老师对处于月经期或月经前1周的发热患者，常用行经泄热法，即在清热药中加入调经行经之品，务使月经行得通畅，经量略多，俾邪热随月经之行而去。孔老师常用药物有柴胡、赤白芍（赤芍、白芍合用）、当归、半夏、青皮、陈皮、黄芩、龙胆草、牡丹皮、菊花、连翘、鱼腥草、续断等。若经前白带较多者，加败酱草以清利湿热；便干加白术、枳壳、栀子。月经期间用药不宜过于寒凉，过凉则使月经郁遏不行或行经不畅，瘀热不去，病必不除。

第四节　临床心悟

一、辨治冬春咳嗽三证

咳嗽是临床常见症状，多发于冬、春二季，以小儿和老人为多见。引起咳嗽的原因很多，所以中医将咳嗽当作一个病进行辨治。咳嗽常见于西医学中的感冒、肺炎、急性支气管炎、慢性支气管炎，以及结核、肿瘤等多种疾病。

（一）咳嗽成因

冬春咳嗽的成因，大致有两个方面：一是气候影响，二是体质因素。此二者，虽然各有不同，但引起咳嗽病证，往往又是相互影响的。冬寒春暖，气温变化较大，而人体肺主呼吸、主皮毛，与外界息息相通，若有不慎，外邪侵袭，首先伤肺。所以冬春咳嗽较其他季节为多。

咳嗽与体质因素亦有密切关系。一般素体较弱，正气不足，或内有停痰积饮，常是诱发冬春咳嗽的内在因素。此外，古人还认为冬春咳嗽，是伏邪为病。如《素问·阴阳应象大论》说"秋伤于湿，冬生咳嗽"和"冬伤于寒，春必温病"。春季温病，亦多有咳嗽。不过，这种伏邪为病的看法，其实应与体质因素结合来看。由于病因不同，冬春咳嗽的证情，有轻有重，有的缠绵难愈，甚至危及生命。

（二）咳嗽病理

咳嗽的病理变化，主要在肺，所谓"肺不病不咳""咳不离乎肺"。肺体轻虚，舍气出入，喜清通而恶浊滞；肺主呼吸，布气化津，喜疏润而畏过寒过热。古人喻肺如金秋之象，有清亮露泽之爽。当冬寒外袭，则金寒水冷；风热外加，则燥干不化：皆能引起肺气失常，产生咳嗽。咳则气逆津滞，因寒则生饮，因热则动痰，痰饮阻肺，清虚失灵，故咳嗽而胸闷，呼吸欠畅。卫表不宣，多见寒热、头痛。肺居五脏之上，与内脏关系甚为密切。

中医认为肺朝百脉，主一身之气，通过气血的运行，与其他脏腑共同维护人体的生命活动。而肺脏的功能又与他脏息息相关，如"脾气散精，上输于肺"等。若肺脏有病，相应地影响他脏；他脏失调，也能影响于肺。这种病理上的逆行循环，在咳嗽证中也常可以发现。《素问·咳论》云"五脏皆令人咳"，可见常有停痰积饮，或气血失调，皆能导致或加重咳嗽。

总之，引起咳嗽的病因，或外感，或内伤，或二者兼而有之，虽然发病主要在肺，但往往又与他脏紧密相关。小儿形体未健，老人气血虚，都抵抗力不足，难以适应气候的变化，故冬、春多易发咳嗽。

（三）冬春咳嗽证治

冬春咳嗽，一般常见三种证型，即风寒型、风热型和寒热混杂型。

风寒型：多见于冬季，缘于风寒袭肺，金寒水冷，肺失宣化，所以咳嗽吐痰，痰多清稀色白；卫表不疏，故寒热头痛无汗，鼻塞流涕，脉浮弦，苔薄白不渴。治当辛温宣肺，化痰止咳。可用杏苏散（杏仁、紫苏叶、陈皮、半夏、甘草、枳壳、桔梗、前胡、茯苓、生姜、大枣）加减。若寒饮停积，咳逆难以平卧者，加紫苏子或葶苈子；咳逆而呕恶者，加旋覆花、枇杷叶；久咳不解，口干不欲饮，加紫菀、款冬花。若兼心气不足，心悸气短，唇绀者，加桂枝、党参、丹参等；兼脾虚便溏者，可配白术。此外，若寒饮伏积，咳逆而喘者，可改用小青龙汤（干姜、桂枝、麻黄、芍药、甘草、细辛、五味子、半夏）加减。

风热型：多发于春季，属风温病类。由于风热上受，肺热郁闭，故咳嗽多伴有咽喉肿痛，痰稠或黄。卫表不宣，故发热头晕，微恶风寒，脉浮数，苔薄白，舌边尖红，或口干渴。治当辛凉疏表，宣肺清热。可用银翘散（金银花、连翘、桔梗、淡豆豉、牛蒡子、薄荷、荆芥、甘草、竹叶、芦根）加减。咽痛者，加玄参、马勃；咳嗽痰滞不爽色黄者，加瓜蒌、杏仁。咳而胸痛，呼吸不畅，甚则痰中带红色者，加郁金、桃仁、冬瓜仁等。若肺热壅闭，咳而喘者，可改用麻黄杏仁甘草石膏汤加减，大便闭者，可加大黄。若表邪已解，则去荆芥、麻黄、薄荷之类。此外，若兼心气不足，心悸气短，汗多口渴者，可配生脉散（人参、麦冬、五味子）加减。风寒、风热是两种不同性质的证型，一般风寒咳嗽忌用寒凉之品；风热咳嗽，忌用温燥之药，辨证时尤当注意。

寒热混杂型：如冬寒暴暖，春暖反凉，或兼素体蕴热，常可发生此类证情。其证既见咳嗽痰稀色白，寒热无汗等受风寒伤表之症，又见咽痛口干而渴，或目红多眵，舌边尖红等肺胃蕴热之象。对于此类证情，治当寒热并用，可用桑菊饮合杏苏散加减，可名为"菊苏饮"，药有菊花、杏仁、前胡、牛蒡子、连翘、半夏、紫苏叶、芦根等，以宣肺解表、清热化痰；若恶寒无汗头痛明显者，加荆芥。常常收到较好效果。但此类证情，转化较快，当随着病机转化，再行辨治。

（四）治疗咳嗽的注意问题

治疗冬春咳嗽，一般疗效较好，但也有些患者，缠绵难愈，甚至危及生命。造成这种不良后果的原因，除病情笃重难治外，还与治疗方法恰当与否有直接关系。

1.治疗咳嗽，首先要注意辨清寒热，同时结合体质及兼证用药，才能取得较好疗效。否则，若证情不分，诸咳一方，或药物杂投，往往疗效不显。

2. 咳嗽本是肺受邪侵的反应，或寒或热或痰都可为邪，治法当以祛邪为主。肺为清虚之脏，最恶邪滞。若肺气不虚，或虚中夹邪而投补药（如益气滋阴之品），或配补不当，多致留邪，轻则咳嗽难解，重则变生他证。

3. 注意慎用大寒药品，如黄芩、黄连、知母、黄柏等，这些虽是退热降火的良药，但对于肺热郁闭，往往因其苦重寒降过甚，反有加重肺闭之嫌。因为肺得宣达，热郁自解；寒凉过甚，往往迫使邪热内陷，发生他变。叶天士善治风温热咳等证，世人称其用药清灵至妙。吴鞠通师承其意，提出"治上焦如羽，非轻不举"的原则。这对认识肺的病理本性、指导治疗邪热咳嗽，是很有临床价值的。

二、卫分证认识

卫分证，通称表证，一般由感受病邪引起。卫分证的基本特点是发热恶寒，无汗或少汗。以卫气失调，卫阳不宣，郁热于表所致。卫主肌表，从病理上看，凡肌表病变证情，皆与卫分证有关。

卫分证形成的因素较多，对卫分证的认识也存在不少异见。有人认为卫分证，即是太阳病，以太阳经主表，为十二经之藩篱，对于太阳主表及有关问题，做了详尽论述，证明太阳病统表是有根据的；也有人认为卫分证，即是温病的手太阴病，以肺主皮毛，统卫，卫分证即是表热证，不能与伤寒太阳病相混淆；还有人认为，湿热伤表，既不同于足太阳，也不属于手太阴，当是脾胃主肌表。种种论述，各尽其理，皆本于实践，是可贵的。但是由于认识不一，因而对卫分证的辨治，往往产生一些差误，争议不休。究其根本原因，就在于对这些不同看法，没有做好共性的综合分析，因而对卫分证的病理的论述，缺乏概念性的统一。

卫分证，实是卫气失调的体表病变。卫主肌表，人体体表功能的强弱，主要决定于卫气的盛衰，卫分化生于气血，通过气血的运行及脏腑经络活动而弥散于体表。因而卫气病变所产生的卫分证，既直接反映体表功能失调，又间接反映不同脏腑经络的病变。故卫分证统括表病，既有病理上的通解，又可做具体的分析，比较全面。反之，以某经某脏统括卫分证，往往有些局限。对于卫气主表的病理问题，历代医家本有共同的看法。张仲景在《伤寒论》太阳病篇明确指出"营弱卫强"或"卫气不共营气谐和"为太阳中风表虚证的机理。以"卫行脉外"属阳，"阳气怫郁在表，当解之熏之"，为治疗卫表闭郁的方针。薛生白虽以湿热伤表，属脾胃为主，但自注中亦云"身重恶寒，湿遏卫阳之表证"，仍以卫分失调的病理统之。至于卫分失调主表证，叶天士讲得更为明确，其云："温邪上受"，虽"肺主气"，"其合皮毛"，但"属卫"，同属于卫气失调所致，"故云在表"。并在六经相传的启示下，运用卫气营血的机理，进行辨证，指出"在卫汗之"的治疗原则。可见以卫气失调，说明表证的病理，各家看法是一致的。但进而以卫分证统括表证的病理辨证，应该说是医学上的发展，也是符合实际的。

在热性病中，卫分证形成的因素，主要是感邪伤表。由于所感病邪性质不同，表现证情亦有差异。一般常见的有风热伤卫、湿热困卫、寒邪束表等。风热伤卫，多属燥热性病邪，见症以发热重，恶寒轻，常有汗，口渴，或伴咽痛、咳嗽，脉象浮数，舌边尖红，苔薄白或少津。以风热为阳邪，其性亲上，多与肺胃病变关系密切。湿热困卫，初起多寒热不甚，甚则寒重热轻，身热不扬，无汗或少汗，必伴身重困倦，或胸脘痞闷，脉象濡缓或数，苔白腻。以湿为阴邪，湿遏热蒸，其性黏滞，卫分被阻，气机亦痹，多与脾胃受病有密切关系。至于寒邪束表之证，则以发热恶寒、无汗身痛、舌苔薄滑等为特点。以寒性收引，口虽不渴，但卫阳郁热，多易内传，应属卫表热证。此外，感邪伤表，证多兼夹，因为气候变化、体质差异等因素，往往造成错综复杂证变。一般常见风热伤卫，多兼寒湿；湿热困卫，亦常兼风夹寒。但是兼杂尚以主症存在为依据，一般并不难辨认，难的是寒热混杂，主次不清，卫表失宣，如夏令之暑湿先受，复感寒邪束表，高热烦渴，无汗恶寒，身形拘急，这类证情，虽是两感，但表热之因，却难区别。不过，只要从卫表失调，寒热致病的特点去分析，也不难做出较确切的判断。

除感邪致病因素外，卫分证的形成，还常与内在病变有密切关系。因为卫分化生于气血，内外相因，卫分与气分等互传，乃是病理之常情。如湿热浊邪，壅阻膜原，常见寒战、高热、无汗、胸脘痞塞等症，虽有卫表闭郁，但病机由里邪壅塞，内外不通所致。若得疏达之治，膜原邪溃，亦可里邪出表，吴又可论"九传"，即此类之一。至于里邪出表而形成的卫分病变，吴鞠通亦有论述，如云"下后无汗脉浮者，银翘汤主之"，谓为"邪气还表之证"，又如"下后疹续出者，银翘散"加减。这些里邪出表而形成的卫表病变证情，临床上时时可见到。此外，还有内热化燥，津伤无汗，虽有卫闭，但不得混为卫分不宣之表证，以"夺液无汗"，既非里邪出表，亦非里壅卫闭，当须鉴别。

在热性病中，对于卫表病变的观察，历来引起临床医学家重视。因为不少热势不降的证情，通过疏表泄卫而缓解。

三、辨治温病注重护阳

自温病学派产生以后，诸医家治疗温病常偏重于清热和养阴。但在治疗中可能出现过用清热寒凉之品，导致阳气被凉遏，邪气不能透达，病缠绵难愈的情形；还有的过用养阴滋腻，致使人体气、血、津、液被阻滞，气津血均得寒则凝；过用寒凉滋腻则容易出现伤阳、冰伏、凝塞、恋邪、碍湿之变，亦伤人体正气。因此，顾护阳气的思想在温病学传承的过程中也应充分重视。

孔老师是现代温病学家，北京中医药大学温病学学科带头人，首都国医名师。孔老师临床辨治温病或杂病之热证，并非一味寒凉清热，虽药用辛凉或佐以甘寒，甚或邪气入里化热兼以苦泄，亦兼取通阳、护阳、温阳等方法顾护人体阳气，达到清热而不伤阳气，养阴而不敛邪，调畅气机，达轻以去实之妙，强调临证中要做到治病留人、勿伐天和。

（一）邪郁不达，病理产物，通阳却之

通阳指宣通阳气，即使阳气通达。阳气以通为贵，郁阳则化热化火。孔老师通阳思想是对叶天士"热病救阴犹易，通阳最难""通阳不在温，而在利小便"的继承发展。通过利小便祛除困阻阳气之山险而使阳气得以通达，

只是通阳的其中一种方法。阳气不通，需甄其因，包括六淫邪气侵袭、病理产物阻滞、各种原因引起的脏腑功能失调、阳气虚馁等常见原因。

六淫均可引起阳郁，以卫分证为例，并非仅有寒邪、湿邪郁闭卫阳。风与燥不论与寒、热如何兼夹为患，均可以引起卫气郁闭。暑邪为患往往直接入里，或入手少阴，或入足阳明，或入手足厥阴，但暑邪易与寒湿兼夹为患，所兼夹之寒湿均可困遏卫气，故可见暑湿兼寒之气机郁闭。六淫入里，不论温热湿热，均可出现气机郁闭。湿热滞气贯彻始终；温热病证邪热煎熬阴液，痰、积、瘀等病理产物丛生，病理产物与热互结，阻滞气机，气机受阻，阳郁化热，形成恶性循环；温热类邪气即或无病理产物也有无形郁热所致气机郁闭，如邪热壅肺之咳喘、热郁胸膈之心中窒甚或胸中结痛、少阳胆腑郁热之两胁胀闷不舒等。此外，脏腑功能一时性失调可导致脏腑之气郁滞，如情志不畅导致肝失疏泄，从而引起肝气郁滞。另有不可忽视的原因，如阳气虚馁，运行无力，难以推动有形之阴运行，而阳附于阴，阴郁或阴凝，则阳气郁滞。若温病清热养阴均用寒凉，寒则涩而不流，寒凉药物易遏气机、阴液、邪气。在人体气机郁闭，阳气不得通达之基础上，水饮、湿阻更容易发生，从而进一步阻碍阳气宣发。行气有利于邪气与病理产物外出，反之，邪气与病理产物外出也有利于阳气舒展布达。故孔老师强调治疗温病过程中要注意结合祛湿、化痰、通腑、消积导滞、活血化瘀等逐出邪气及其病理产物。

孔老师在临证治疗温病或热证时，并非一味寒凉，而是注重宣透气机，予达邪外出之途径。孔老师治疗温病初期宣畅气机，宣达邪气，每开出轻清宣泄之方，便谓之"鸡毛飞上天矣"。卫分阶段邪气轻浅，卫分证辛凉配伍辛温，即宗吴鞠通法。孔老师善用银翘散或桑菊饮合陈平伯凉解表邪法诸药进行加减。银翘散中辛凉与辛温同用，一开卫气闭郁，一防寒凉凝遏。孔老师常用荆芥穗、淡豆豉、紫苏叶等辛温轻宣之品，配合金银花、连翘、牛蒡子、薄荷等辛凉清透之味以达邪外出，并结合僵蚕、前胡、桔梗、杏仁、紫苏梗等宣降肺气助之，而慎用寒凉、苦寒之品，临床实际中虽有板蓝根、赤芍、玄参加入，但其针对有热结成毒之势，运用时亦每配合和胃之品，总体格局是宣发上焦，达邪出表，治上不犯中、下。正应吴鞠通所言"治上焦如羽，非轻不举"。不唯治温病，孔老师在杂病治疗中亦每每从上焦切入，极具轻灵，亦遵吴鞠通所言"以上焦为病之始入，且为气化之先"。叶天士谓："在卫汗之可也。"章虚谷注释《温热论》此条时提出："始初解表用辛凉，须避寒凝之品，恐遏其邪，反不易解也。"孔老师在治疗温病外感中多辛凉合以淡渗分消邪气，通过利小便的形式给邪气以出路，达到"通阳"的目的，于银翘散中加入车前子一味即遵此理法，法源秉叶氏"透风于外""渗湿于下"之法。

若邪入气分，肺胃不降、胸膈热盛者，则用黄芩之苦寒、鱼腥草之微寒，仍配合金银花、连翘、牛蒡子等，在清泄肺热基础上，仍不忘宣透邪热于外。邪入营血，则在凉营泄热前提下，注重透热转气，药如赤芍合以金银花、连翘、豆豉、僵蚕等，取升降散之义。营、血之里热证亦复如此，唯以透邪为急务。伏气温病，热起耗阴，孔老师在临证如果见患者咽喉红赤，询之有干痛，又见其大便干结，常用玄参、赤芍、黄芩等味甘苦之品合化阴液，非是针对邪入营血，乃是针对伏邪而施，取柳宝诒《温热逢源》所倡导治疗伏气化热以黄芩汤加玄参法应对，玄参之用意在滋阴泄热，针对伏邪化热伤阴也，且每每合入治上焦辛凉法，防其滋腻，并有助通阳。

孔老师顾及脾胃气机升降，他提出通过畅达三焦升降以调理脾胃。取半夏泻心汤辛开苦降甘调法，再适当配伍宣肺之品，如紫苏子、紫苏梗、前胡、桔梗等。他认为"宣肺"与"辛开"之品，药性同属升散，能宣发肺气，通调上焦，有效治疗因肺失输布而致的湿滞邪阻，可助脾胃功能升降运化。此宣展气机实为通阳。孔老师时时注重祛邪不碍阳气运行。

（二）慎用大寒，阴生阳长，注意护阳

通阳重于保护和维持阳气运行。护阳则指治疗过程中时时注重顾护阳气总量。尤其在应用寒凉药物治疗热证中，寒凉本为正治，应用不当则可能出现邪去阳伤，脾胃阳伤损害运药之能，更有甚者邪被冰伏。孔老师始终强调温病治疗过程中清热需恰到好处，即护阳思想之具体体现。如治发热疾患

时，孔老师对于石膏及其用量要仔细揣度，防止损伤胃阳；偏于胃肠湿热，主张宣降胃气，酌用厚朴、黄连等品；若热结肠胃，宜疏利清泄，用瓜蒌、炒莱菔子、枳壳、厚朴以通腑泄热，绝少使用大黄等苦寒直折之物。《松峰说疫》云："若用大寒之剂，直折其火。未有祛邪之能而先受寒凉之祸，受寒则表里凝滞，欲求其邪之解也，难矣。"

后期恢复人体气化功能则多结合温阳治法运用，如取肉桂小量加入，以启动下元阳气，温守不烈，微调见功，气化则湿亦化。孔老师此种护阳思想又不止湿热类温病，各种温邪致病后期都可能导致阳虚邪留，正气不足，致使缠绵难愈。所以，在辨治各种温病过程中，孔老师时刻顾护患者阳气与气机畅达，这与其注意人体整体观是分不开的。他临证中亦每以"少阳属肾，肾上连肺，故将两脏"作为指导，重视少阳之少火生气之机，亦重视下焦肾气充盈状况。认为肾阳不伤，疾病多轻浅易愈，若下焦阳气虚损，则病重难医。

孔老师深谙温病治疗过程中宣阳、通阳、护阳之重要，以及后期固阳、温阳之必要。故治温不避温药，祛邪清热注意分寸火候，是其治疗温热类疾病的特色。他护阳通阳经常同时应用，尤其治疗湿热病证。湿热邪气侵袭，湿重于热时，病多表现为脾胃阳气不展，湿遏热伏，可见脘痞纳呆，水谷不馨，此种治疗不得用苦寒法，当取芳香温化之方，孔老师于此时多取吴鞠通五加减正气散。再者此类疾病后期往往热减湿存，又可阻碍或损伤人体阳气，故先期通阳化湿、后期温阳以助气化是其治疗中不可忽视之环节。其每在治湿热病时先顾护脾胃清阳之生，调畅气机以利升降，宣清邪气，通阳为法。正如叶天士在《温热论》中提到："且吾吴湿邪害人最广，如面色白者，须要顾其阳气，湿胜则阳微也，法应清凉，然到十分之六七，即不可过于寒凉，恐成功反弃，何以故耶？湿热一去，阳亦衰微也。"故多以辛凉苦温合淡渗，避免过用寒凉清泄，以防止遏制人体正气，乃免使湿热邪气稽留潜伏。

清热养阴时需要护阳不必赘言，阴阳互生，护阳亦可助阴生。如暑热邪气犯虚人之体，伤津耗气，甚至可出现气随汗脱之危候，治疗不能只针对暑热，亦需要滋其津液，顾护阴精。吴鞠通阐释《温病条辨》中白虎加人参汤时曰："惟白虎退邪阳，人参固正阳，使阳能生阴，乃救化源欲绝之妙法也。"

对于儿科、老年病、危重病患者，孔老师强调更应该顾护患者阳气，因其阴阳寒热之平衡易被打破，寒凉稍过，则从阳证转阴证，轻则腹泻，重则神靡。尤其小儿稚阴稚阳，万密斋《育婴秘诀》指出："邪气未除真气损，可怜嫩草不耐霜。"意指用药万勿过用寒凉伤其正气。孔老师谨遵此意，故临床中重视驱邪清热而不伤胃气，用药亦避免寒凉过用产生药误之流弊。治疗不伐生气、不戕害阳气即为护阳。

孔老师用药寒温并用，润燥相合，以平为期。所用之药多平和不伤阳气，择取药性亦多寒热平调，如甘寒配伍辛温，以致阴阳相济，配伍后药性并不偏颇，有升有降，润燥相合。常用对药如：半夏配麦冬，燥润相济，半夏之辛开配麦冬之润降，以半夏之辛温合麦冬之甘寒，使燥不伤阴，滋而不滞；丹参配砂仁，丹参苦微寒，苦能降泄，微寒清热，专行血分，凉血养血活血，活血之品多伤胃，孔老师常佐用砂仁辛散温通，芳香化湿行气温中助运，行丹参养血之能，一入血一在气，行气活血，又寒温相济，致药性和化无偏，具体临证则要根据患者之具体情况仔细斟酌二者比例用量，以调寒热济阴阳。这种配伍方法最终之目的是治疗疾病时达到中和，勿伐天和，以平为期。顾护胃气，平衡升降即可养阳气，促生化也。

（三）辨识素体，医嘱到位，益气温阳

温阳指应用温药使阳气长养，即温补阳气。在临证辨治中，孔老师不仅注重邪气性质，亦注意辨识患者素体，若其人脾肾阳气不足，不论患者感受温邪，或表现为内伤杂病之寒热错杂，治疗时必要顾护本虚，用药更极避用凉药，防止寒凉伤气，外感初期热象不显，或兼恶寒肢痛，多以银翘散与桂枝汤合法。再如吴鞠通《温病条辨》下焦篇所谓："间有阳气素虚之体质，热病一退，即露旧亏，又不可固执养阴之说，而灭其阳火。"孔老师用药分益气与温阳，性味分别为甘温、甘平与辛热。故如果温病后期患者出现肺脾不足，运化无力之病机，临床见到乏力倦怠，气短汗出，大便溏泄，孔老师多

因证选用生晒参、党参、黄芪、白术等。如老年人温病后期进一步发展为脾肾阳虚，可见手足逆冷、腰背、腹部畏寒，神疲倦怠，孔老师因证选用肉桂、炮姜、干姜、吴茱萸等顾护肝脾肾之阳气。此法在治疗宫寒不孕或妇女下虚上热之围绝经期综合征中亦常用。孔老师极重视人体肾气、肾阳维护，晚年阐发"少阳三焦膜系"，即强调以肾为焦膜之起源。肾中寓元阴、元阳，阴精以化阳致用，所化之少火借少阳三焦敷布全身，故肾阳为人体一身阳气之根本，亦为机体功能正常活动之基础。故孔老师临床辨治温病后期时非常顾护肾之阳气，守人体之根本也。

当前由于社会原因、自然原因等，如熬夜、运动过量、思虑劳神、贪凉饮冷、游泳、产育多、房劳、大量使用抗生素、药食过用寒凉等均可伐伤阳气，但临床上往往单纯虚寒证又较少，复因情志化火、饮食肥甘厚味等原因而多表现为寒热错杂、虚实夹杂、上热下寒之证。孔老师应对以上原因，问诊仔细，三因制宜。他全面了解患者的出生地、居住地、家族史、职业、疾病史、治疗史、个人喜恶等，妇科患者还要了解经带胎产史。孔老师充分辨识患者的体质，梳理病因和病理，如询问妇科患者是否为多次流产或生产的时间间隔，流产方式、坐月子情况等，中青年时期是否有吸烟嗜酒、熬夜、贪凉等。对于有遗精早泄的男性患者，他还会叮嘱不要有自慰的习惯，房事宜少。在对患者养生观念及饮食调摄指导中，孔老师强调处处维护气机调畅，从而达到人体阳生阴长、阳收阴藏，来保持阴平阳秘之状态。孔老师认为：阳气是人体的动力之源，人体生命活动的强盛与精神充养，都是以阳气的充沛与运行正常为前提。其每每念及"人过四十，阴气自半，起居衰也"，并解释说阴为物质，要通过转化为阳气来行使作用，是一体两面，阴阳不能隔离开来。其临床常叮嘱患者不要熬夜，少吃梨、葡萄、冷饮等。

伤寒宗仲景通阳、温阳为世人熟知，而温病亦须谨记通阳、护阳。孔老师通阳、护阳、温阳思想不独体现在治疗温病使用凉药之时，亦体现在辨治各科热证时。笔者结合跟师及个人临证经验，提出人体阳气、阴液应"足"，气血周流应"通"，体内病理产物应"净"。温病和热证过用寒凉则阳阻阴凝有碍阳气阴液之"足"，气虚气滞推动无力，则不"通"不"净"。正所谓

"流水不腐"，寒凝则气血阴阳如何川流不息？临证治疗热证，须知当前人体往往本身处于寒热虚实错杂之证较多，例如脾肾阳虚同时心肝肺胃郁热，如何温阳而不助热、不伤阴，直入所温之所，如何清热而不寒凝、不伤阳、不冰伏，如何滋阴而不滋腻、不恋邪、不凉遏，临证需细察精详。人皆知温热过用之患，亦须谨记寒凉滥用之灾，责之不究卫气营血之期、各脏腑之位，寒凉错投，犹如寒邪直中，临床大量治疗外感之中成药的使用若不恰当，其中性寒凉者，难免戕害阳弱之体，或有冰伏恋邪之弊。尤其阴阳平衡容易被打破之人更需顾护，如稚阴稚阳之小儿，阴损阳残之老者、病者。矫枉过正，伐伤生生之气，阳证转阴，皆在所忌，故通阳、护阳、温阳思想在热证治疗中往往贯彻始终。

四、辨治妇科病

（一）应用三焦膜系理论阐发妇科病基本病机

孔老师辨治妇科病经验丰富，他治妇科患者如《妇人良方大全》陈自明所主张"凡医妇人，先须调经"。孔老师辨识妇科病在历代先贤认识的基础上，结合少阳三焦膜系贯通肺、心、肝、脾、肾等相关脏腑的理论，认为：肝气郁滞，脾不统血，心血瘀阻，内通膜系血运郁滞；胃肠膜滞，肺胃热盛，膀胱热盛，外通膜系焦膜失疏；肾阳虚损，肾膜失启，起源受累，三焦膜系焦膜萎弱；肺胃为始，少阳为枢，以肾为本，元真腠理由膜病进；病理产物，痰瘀湿积，流连脏腑，三焦膜层转输受阻。

1. 肝气郁滞，脾不统血，心血瘀阻，内通膜系血运郁滞

三焦膜系理论提出内通性膜系主要为血运通道内外的膜层，总以心、肝为主体。心脏活动推动气血运行，肝脏提供血运来源。而血运参与人体各种所需成分的生成，充养脏腑及机体各部。内通性膜系与外通性膜系所在脏腑通过气、血、津、精等物质交换与内通性膜系所在脏腑发生关联，包括肝、脾、心、肾等。

孔老师生于江苏，学医始于江南，受叶天士影响颇多，倡"女子以肝为

先天，阴性凝结，易于怫郁，郁则气滞血亦滞"（《临证指南医案》）。孔老师调治妇科疾病重视肝之阴阳气血，肝血为本，肝气为用。肝经郁热，肝气不疏，气机郁滞，日久必及于血，若肝气郁滞又易于化热化火扰心，或波及其他脏腑，在脉外可炼液成痰，内外交阻；热波及脉内则灼血成瘀，则血运不利，复加重气机郁滞。经血为病，可见经行腹痛、月经先后不定期等。

妇科病病因多为肝气失疏，木郁多犯脾胃，"木病必妨土，故次重脾胃"（《临证指南医案》）。若脾失健运，胃失和降，可伴有一系列消化系统症状；甚则脾虚生化乏源，内通膜层血运不足，心肝失养，内通性膜层日久受累，血运无力，血海亏虚，临床可见经水数月一行或月经量少，终致闭经；亦可见到肝不藏血，脾不统血，膜层松懈，无力摄血运行脉内，导致经血淋漓不止，或老年经断复行。脾主运化水湿，脾胃升降为中焦枢纽，水谷精微入于脾胃，脾气散精，方能上归于肺，布散全身。"太阴内伤，湿饮停聚，客邪再至，内外相引，故病湿热"（《湿热病篇》），若太阴内伤，包括脾气不振、脾失健运、脾阳亏虚，则痰饮水湿停聚，阻滞气机，血行滞涩，终致心肝血运瘀阻。妇科月经病、带下病、不孕，还有西医各种顽固的妇科炎性反应，如盆腔炎、阴道炎、宫颈炎、附件炎等，多与痰湿有关，即符合上述相关病理。

"心主血属营"，"营分受热，则血液受劫，心神不安，夜甚无寐"（《温热论》）。心主神志的功能有赖于心主血脉为基础，心血不足、心血瘀阻、心营热盛等原因都可导致神志异常，或为心失所养，神无所守，或为心神被扰，轻则烦躁，重则神昏谵妄，如狂发狂。妇科患者往往伴有睡眠不安等心身疾病的诸多症状表现。或可从心肝脏腑功能失常，影响内通性膜系进行解释。

故肝气郁滞，脾不统血，心血瘀阻，血运通道内外膜层受累，终致内通性膜系血运瘀滞。

2. 胃肠膜滞，肺胃热盛，膀胱热盛，外通膜系焦膜失疏

三焦膜系理论提出外通性膜系是直接与外界相通的膜层。呼吸道以肺为主体，肺主气体交换，吐故纳新，以供养全身，其膜层薄而致密；消化道膜

层以胃肠为主体，主受纳水谷，吸取营养，排泄废物，以供养全身，其膜层厚而粗疏；孔老师虽未言及膀胱，但从膀胱的功能和形态结构来看，亦应属于外通性膜系所在脏腑。外通性膜系受邪途径包括口鼻皮毛，皮毛包括皮肤、黏膜，如阴道黏膜、尿道黏膜、肛门黏膜；外通性脏腑包括肺、胃、胞宫、肠、膀胱等。外通性膜系吸纳转运营养后，进入内通性膜系、脏腑，便可形成气血精微供养全身，代谢废物又经外通性膜系排出体外。

胃肠受纳水谷，转运糟粕，膜系粗疏。胃肠受热，循三焦膜系，可传于肺，可害于脾，可扰于心，可克于肾，可犯于肝。"肺手太阴之脉，起于中焦，下络大肠，还循胃口，上膈属肺"，经脉相连，膜系互通，胃肠之热故可传肺，临床肺胃同病、肺肠同病不胜枚举；胃肠与脾，互为表里，本为相关脏腑，故可害于脾，临床胃肠热盛，往往伴见脾虚湿阻之寒热错杂，在妇科病中尤为多见；胃肠之热，循经扰心，"胃之大络，名曰虚里，贯鬲络肺，出于左乳下，其动应衣，脉宗气也"（《素问·平人气象论》），临床可见神志异常表现，轻则心烦，重则谵语，仲景亦有承气汤证之神昏；胃肠属土，"阳明太实，土克水者死"（《温病条辨》），胃肠之热，壅之过盛，克水则害肾，故承气汤证急下实为存肾阴。苔老黄焦燥起刺，阳明内热应下失下，则变为焦黑起刺苔，即为土克水之重症。妇科患者中多有大便不畅之人，胃肠之热可横逆犯肝，土壅则木郁，临床表现为胁肋胀痛，经前乳胀，大便不畅，同时伴有腰酸、带下清稀、尿频等肾气不足之表现，此类患者孔老师通下不重用苦寒，重在调畅气机。

肺朝百脉，通调水道，三焦膜系转运，下输膀胱。肺虽为外通性膜系之场所，但其特殊的生理功能"朝百脉""主治节"，与血液运行亦密切相关；肺主气司呼吸，又为气体交换的场所，肺吐纳所交换之清气通过肺朝百脉，运转周身。故膜系之内通与外通都是相对而言，在肺即可体现气道与血道的相通性，外通性膜系可以影响内通性膜系。肺之膜层受邪，肺脏气血相通，膜系相连，影响心之膜层，由心脏膜层而入心，影响心主神志之能，或可解释肺卫之热逆传心包的病理现象，此为外感，不再赘述，待研。肺之焦膜失疏，外通性膜系郁滞，累及内通性膜层气血运行郁滞，反之亦然。正如妇科患者往往兼有外感，或类似外感之肺系表现，妇科患者往往伴有咽喉不利，喉中堵塞之感，可伴或不伴痰，此又涉肺脾两太阴，但均为外通性膜系之范畴。肺胃热证，上焦膜滞，气血壅盛，又可见咽喉红肿。膜系相连，又可加重内通性膜系血运郁滞，于妇科患者而言，病情易于加重，故孔老师对于妇科患者病情反复时总是关心是否近期患有外感，并予以记录，并嘱咐"注意别感冒"。

膀胱与外界相通，属于外通性膜系相关脏腑。若为膀胱热盛，膜层受热，扰于肾膜，日久及肾，损及肾阴，亦可阴损及阳，临床还可见到妇科患者反复发生泌尿生殖系统感染，终致不孕。

故胃肠膜滞，肺胃热盛，膀胱热盛，呼吸、消化、泌尿之外通膜系焦膜失疏，导致气、水谷、水液运行通道不畅，呼吸、吸收、转运、排泄障碍。

3. 肾阳虚损，肾膜失启，起源受累，三焦膜系焦膜萎弱

孔老师认为三焦膜系起源于肾。肾为先天之本，肾膜以肾脏为本体，膜系相连，两肾被膜之集合处与腹腔焦膜相通，即是焦膜之起源。焦膜属少阳，少阳又涵胆，胆与肝直接相连，肝为藏血之脏，又为血运之源，肝血肾精，本有互化作用，通过少阳胆焦膜系与肾相通，肾精化气入肝，肝血与心脉并行，这便构成了精血互化转运作用，又是膜系供养脏腑的要素。从膜系理论认识，肾脏血运丰富，化气成水，下输膀胱，肾属内通性膜系相关脏腑；肾藏精，寓元阴元阳，为阳气之根，主水，血运丰富，在肾脏、肾膜，可实现精、血、水、气之互通。故再申内通与外通都是相对而言，肾气虚损，水湿泛滥，精血生成运行受碍，膜层失养，焦膜萎弱，故往往除肝胃郁热，脾胃不和之标实外，尚有肾气不足，下元虚损，脾肾阳气不固之本虚。因此患者往往表现错杂之证，如上热下寒、寒热错杂、虚实夹杂。单纯或寒或热，或虚或实较为少见。患者可见易怒烦躁，胸胁不舒，痤疮口疡，齿龈出血，苔腻舌尖红之热，尚可见经少色暗，腰膝酸痛，肢凉便溏，气短乏力，神疲寐差之虚象，治疗当兼顾肾虚，因久病入里，穷必及肾，故温补下元，肾膜启动，阳行湿化，气化得力，生化不竭。"经水出诸肾"，"肾水足而胎安，肾水亏而胎动"（《傅青主女科》），即是妇女月经调节机制和胎孕发

育的高度概括。

妇科病寒热虚实虽常常并见，但各有偏重。阳虚之人易从寒而化，阴虚之体易从热而化。少阳三焦作为通道易于将肝胆所生之热上下传化，传于上焦则肺系受累或清阳被扰，传于下焦则肾系受累或湿热下注，临床可并见咽红、咽痛，白带较多，色黄异味。当肾阳不足之人体，脾肾温煦功能下降，三焦生化不足，肺肾两虚，或贪凉饮冷之辈，寒凝血瘀，留滞于下焦，月经可见血块、膜块较多，腰腹冷痛，块下则痛缓，带下清稀，不孕，或虽孕易停等。

4. 肺胃为始，少阳为枢，以肾为本，元真腠理由膜病进

孔老师还强调膜系病变肺胃为始，少阳为枢，以肾为本。《灵枢·本输》云："少阳属肾，肾上连肺，故将两脏。"少阳三焦膜系贯通全身上下，在下络属于肾，其总司气化的功能与肾主司气化、主司二便的功能不可分割；在上络属于肺，肺气宣肃与肾主司气化功能的配合有赖于少阳水道、气道的畅通。少阳、肺的归属又受肾气的统领。膜系相连，形同则互通，肾膜丰富而薄，肺膜薄而致密，孔老师提出在诊治中有些肺肾病证（咽痛、淋证、咳喘、腰痛）确有互通效应。因人体气机由肾间动气起源，借三焦之道布散，历经五脏六腑，终达于外在之肌肉皮腠毛窍，故少阳三焦为沟通内外的关键和通道。故"少阳主枢"，而外邪入侵则循此路径反其道而传入，乘人体虚弱而客。《金匮要略》云："不遗形体有衰，病则无由入其腠理。腠者，是三焦通会元真之处，为血气所注；理者，是皮肤脏腑之纹理也。"论述了人体内外相应，上下沟通的实质联系便是少阳三焦。《温病条辨》所论述"上焦不治即传中焦脾胃，中焦不治，即传下焦肝肾"，也是根据人体实际联系而论述。此也是孔老师在临证中多先表后里、先气后血的治病层次依据。治疗妇科病时亦是如此。

再者，五脏根系于肾，其间会通联系也是依借三焦膜系，在调理妇科病时又是具体着重考虑关键，孔老师常提到《素问·平人气象论》里的"藏真散于肝，肝藏筋膜之气也。……藏真通于心，心藏血脉之气也。……藏真濡于脾，脾藏肌肉之气也。……藏真高于肺，以行荣卫阴阳也。……藏真下于肾，肾藏骨髓之气也"。三焦膜系理论勾勒出人体气血阴阳化生代谢的过程，是脏腑相互协调为用，共同参与到其中。三焦膜系通过外通、内通膜层转运清气、水谷精微、血液等营养物质，沟通脏腑，联络内外，人体各脏腑组织满布膜层，是藏真散于肝、通于心、濡于脾、高于肺、下于肾得以实现的物质基础。病理上，外在膜层受损为脏腑膜系受伤之早期，脏腑膜系受伤穷必及肾精，又是膜层受伤的终结。孔老师临床辨治各科疾病，包括妇科病，希望最终达到膜层疏利透达，"五脏元真通畅，人即安和"（《金匮要略》）。

5. 病理产物，痰瘀湿积，流连脏腑，三焦膜层转输受阻

孔老师辨识妇科疾病，还要辨识各种病理产物。经带胎产相关病证，不外乎诸脏功能失调或虚损，气血精津运行失常，病理产物丛生，如瘀血、水湿、痰饮、积滞等。如妇人带下、妇科各种囊肿多归脾肾，气与津之运行失常，生成水湿瘀热之病理；月经病多归肝脾肾，亦可病涉心肺，致气与血之运行失常，并伴病理产物。如此者，不胜枚举。

综上所述，三焦膜系之病理有浅有深，有轻有重，有始有终，有虚有实，在气在血。总不离心、肝、脾、肺、肾、胃、肠、膀胱诸脏腑，看似复杂，理则清晰。各脏腑各司其职，气血精津运行有常，妇人之疾，病安从来？在妇科病中如上所述之病理环节，环环相扣，膜系相连，脏腑相通，膜层之疏密萎弱，脏腑之气血阴阳，病理产物，直接影响妇人经带胎产。归结起来，辨妇科病证，关键在于：辨病位在何脏腑，何处膜层，膜层状态如何；辨病势是虚是实；辨病性分寒、热、湿；辨病期是气是血；辨病理产物之郁、痰、瘀、湿、积等。

（二）三焦膜系理论指导下解析妇科病经验方

基于以上病机，医理明则法理清，治疗原则包括以下几方面：①疏肝解郁，养心活血，建运中州，恢复内通膜系血运通道；②清泄胃肠，清宣肺热，疏利膀胱，重建外通膜系疏利畅达；③温补下元，益肾填精，鼓舞元阳，振奋三焦膜系焦膜功能；④协调五脏，疏通六腑，畅通道路，维护元真腠理一气贯通；⑤化痰消积，活血祛湿，铲除障碍，开达三焦膜层转输道路。

此外，孔老师根据不同时间、不同地区、不同禀赋，而采用适宜的治法方药。孔老师临证善于因时制宜，主要体现在分期调治：妇人一生之中，月经未行，从肾调治，兼顾肝脾；月经已行，从肝调治，兼顾脾肾；绝经之后，从脾调治，兼顾肝肾。一年之中，春主生发，治宜疏调气机为主；夏日炎热，治疗主在清热解毒；长夏则湿气氤氲，从湿论治；秋凉气燥，治当温润；冬日寒冷，温养为上；四季长于调脾胃，和气血。经行之前，肝气旺盛，治疗当清肝平肝为主，兼以活血；经行之时，气血壅滞，治疗当活血为主，兼以养血；经行之后，气血不足，治疗当养血为主，兼以益气。因地制宜，则南方多湿热，多配伍清化之品；北方多燥寒，治疗多配伍温润之品。因人制宜，包括同病异治、异病同治、同方不同量等，皆是因人制宜。

孔老师有调治妇科病针对平调膜层气血及相关脏腑的基本方，临床实际中观患者脉证，即以此灵活加减，复诊亦在确定的基本方案上微调。此为孔老师治妇科病的特点，很少套用古人验方、成方，此反映出其组方是按照自己的理论认识而进行的，可谓自成一家，所本即其三焦膜系理论。

平调气血方组成：柴胡，赤芍，白芍，青皮，陈皮，黄芩，当归，续断，丹参，炒白术，茯苓，砂仁，紫苏子，紫苏梗，半夏，麦冬，肉桂，龙胆草，艾叶，郁金，甘草等。

方解：

①柴胡、青皮、郁金疏肝理气，当归、白芍养血柔肝，黄芩、龙胆草清肝和肝，几药相合疏肝气、清郁热、护肝体、和肝用，伐而不害，养而不滞。肝气条达则气血通利，木能生火，又促心脏血运。②"一味丹参功同四物"，大量丹参疏通血管内膜，以复心肝血运，结合赤芍、当归之活血养血，功用更著，伍用于疏肝养血方中，可达心肝并调之义。③健运中州，以复中膜，促进营卫生化，药用白术健脾、茯苓利脾、砂仁温脾、陈皮理脾，相合以取四君子汤或六君子汤之意，特别是月经后常用。④疾病中发生上焦膜滞，焦膜失疏，肺胃热证，当主以清宣清润。孔老师每于平调气血方中合以紫苏梗、紫苏子升降以开上焦肺气，兼化痰滞，半夏燥湿和胃

化痰，麦冬清润，可滋肺胃之阴，燥湿相济，合则温而不燥，润而不腻，上药合用达清开中上二焦之效果，因肺胃相系，肺脉起于中焦，调胃气化痰，亦可助肺气之宣肃。若表证肺系症状表现明显，前胡、桔梗、浙贝母、牛蒡子之属可以并行。⑤孔老师辨治时常用肉桂温下元、祛寒湿，艾叶温经暖宫，合续断以补肾通经，亦有并用吴茱萸、炮姜、益智仁温肝补脾以治内外之沉寒，或协以桑椹、枸杞子补阴以助阳。⑥若下膜壅滞，偏于下焦肾阴不足，相火妄动，或湿热下注者，见尿黄热欠利，孔老师常加黄柏、车前子等泄热于下，给热以出路。若偏于三焦蕴热，可以用茯苓之甘平引栀子之苦寒泄三焦之热。若肝胆郁热较重，亦可用龙胆草合以车前子取龙胆泻肝汤之义，清泄肝胆，引热从小便外出。⑦孔老师用药必用甘草收尾，因平调气血方寒温并用，补泄并施，故用甘草调和诸药，取其甘味，性味合化，使全方泄热不凉遏、不伤阳，补益不壅滞、不恋邪，燥湿不助热伤阴，养阴不滋腻。

全方相合，调肝脾，顾肺肾，和气血，既涵逍遥散之和肝脾，又有四君子汤、六君子汤之养脾和胃，参之四物汤之养血补助肝体，合半夏、麦冬之燥湿相济以降逆和肝有麦门冬汤之义，辅以温经汤之温散调经，佐龙胆以泄郁热使补泻相合。本方组方精妙，方名平调气血方非孔老师所起，乃综观全方气血平调，性味不偏颇，其义自见。本方实为平调气血、平调脏腑、平调阴阳之方，用药之目的乃为"调平"人体气血、脏腑、阴阳，恢复膜层疏利透达，保护脏腑阴阳气血。孔老师临床应用此平调气血方治疗妇科病，多获良效。

五、辨治风湿热痹

孔老师从少阳角度论治湿热痹，温热痹包括了现代医学所讲的风湿热、类风湿关节炎、系统性红斑狼疮及一些老年骨关节病等自身免疫性疾病、结缔组织病。

关节既由气、血、皮、肉、筋、骨、筋膜组成，根据脏象理论，其脏腑基础就包括了肺、脾、肝、肾等。关节是湿热痹证的常见初起病变部位，湿热痹证病变之初或者急性发病阶段，常以三焦湿热为主，其病变主要在气分。因肺主气属卫外合皮毛，所以湿热痹可以由肺经受邪引动伏热而发病，此时的病理表现正是关节局部红肿热痛，内在的病理基础如《素问·阴阳应象大论》所言："寒伤形，热伤气。气伤痛，形伤肿。故先痛而后肿者，气伤形也；先肿而后痛者，形伤气也……热胜则肿。"久病之后，邪气生痰成瘀阻于关节，病变由气分转入血络之间，表现为关节局部变形疼痛，这是其邪气实的方面；痹痛日久，延绵数年，反复不愈，脾胃后天受损，气血化生乏源，肢体筋节肌肉失养，表现为关节肌肉痿软不用，病变若进一步出现筋膜受损，腐蚀筋骨，则说明病已传于下焦，损及肝肾，成虚多邪少之证。

其中类风湿关节炎是一种慢性自身免疫性疾病，以进行性关节损伤为主要表现，并伴有肺、心、肝、肾及皮肤等方面的并发症。本病呈全球性分布，是造成人类丧失劳动力和致残的主要原因之一。类风湿关节炎临床表现多样，病位涉及黏膜、血管、关节、各个脏腑等多部位，并且随疾病进展，表现出寒热错杂、虚实夹杂的复杂病性，传统辨治类风湿关节炎多从病因或脏腑辨证，脏腑和局部关节之间缺乏直接联系，病机阐述不够明晰，缺乏系统的整体观。三焦膜系理论认为三焦膜系是人体内膜状结构及其附属结构共同构成的一个复杂多样、多层次的整体系统。膜系既包括包裹脏腑的被膜，又包含关节滑膜，膜连脏腑，布散于周身，是脏腑输送营养物质的通道，又是病理产物的传变通道。因此，从三焦膜系理论辨治类风湿关节炎，将全身膜系互相关联，将脏腑和膜系的生理病理相联系，有助于从整体认识该病的病机，更好地指导临床治疗。

三焦膜系具有联通性。《中藏经》曰："三焦者……总领五脏六腑、荣卫经络、内外左右上下之气也。三焦通则内外左右上下皆通也，其于周身灌体，和内调外，荣左养右，导上宜下，莫大于此也。"有研究提出，组织液以纤维等固相结构为轨道而流动，人体中存在贯穿全身的"组织液界面流动网络"。膜系的联通性是运行气血津液和代谢废物的基础，可以很好地解释脏腑功能和局部膜系病变的影响关系。研究表明，多数类风湿关节炎患者发病前有呼吸道、消化道感染病史，有研究显示50%～80%的类风湿关节炎患者是在患反复发作的咽炎、扁桃体炎、上颌窦炎、中耳炎、牙周炎等，经过2～4周开始发病；饮食异常可能通过增加肠道通透性，促使机体对食物产生特异性抗体；并释放促炎性细胞因子，进而引发类风湿关节炎。说明类风湿关节炎的发病与三焦膜系的联通性有着密不可分的关系。

（一）基于三焦膜系理论解析类风湿关节炎的病因病机

1. 膜系为感邪、留邪和传邪的通道

三焦的功能在类风湿关节炎发生和发展中有着重要作用。《金匮要略》记载："荣气不通，卫不独行，荣卫慎微，三焦无所御，四属断绝，身体羸瘦，独足肿大，黄汗出，胫冷。假令发热，便为历节也。"气血失和、三焦功能失调为痹病的重要发生原因。六淫邪气通过外通性膜系侵入人体，一方面由呼吸道黏膜、胃肠道黏膜等黏膜而入，另一方面，肌肤腠理失密，邪气由肌腠而入，并伏于膜系，久留不去。膜系位置曲折隐匿，且广泛相连，内外贯通，可成为病邪稽留的主要场所。若机体正气不足，邪气在内外、上下膜系间流通，到达关节处的滑膜和筋膜，再遇外邪，与伏邪相合，影响膜之通透，病理产物纷芜堆砌，形成痹之始动因素。远端关节的筋膜和经络，气血较疏，膜层较薄，并且掌指关节活动度大，久用损伤，因此躯体远端的掌与指间关节病发时最易首先累及，表现为掌指关节晨僵、疼痛。因此，类风湿关节炎的发病为邪气侵袭外通性膜系，风寒湿热邪气稽留三焦膜系，并随膜系到达关节滑膜，影响关节滑膜正常形态。

2. 痰瘀阻滞，膜系运输功能失常

《说文解字·疒部》说："痹，湿病也。"《灵枢·贼风》说："所伤于湿气，藏于血脉之中，分肉之间，久留而不去。"在痹证中风、寒、热诸邪致病，多以湿为基础，相合而为病。患者脾胃功能虚弱则酿生内湿。内外湿影响三焦膜系疏通功能，水液代谢功能受损，湿聚成痰。外通性膜系运行受损，不能及时排除病理产物，郁积留滞膜系，进一步影响内通性膜系的气血

津液运行功能。三焦和胆同属少阳，外来邪气久郁三焦膜系，与肝胆郁火相合，形成湿热毒邪，出现关节红肿热痛、口干、口苦、尿黄等热象。类风湿关节炎患者病情迁延日久，病理产物郁积，膜系通透性失调，易产生津液气血等分布不均，导致外热内寒、上热下寒等寒热错杂的症状表现。膜系具有联通性，痰湿瘀血热毒等病理产物郁积阻塞膜系，并随膜系流转至周身。病理产物由膜入骨，阻滞关节，关节肿胀、疼痛、变形；流于皮下，或可以触到类风湿结节；流于肌腠，伴有多发性肌炎；侵袭血管内外膜层，导致血管神经炎性病变。病理产物堆积流窜于周身膜系，若要将其去除，需要疏通膜系，恢复膜系的运输功能。

3. 病久及肾，膜系失荣

类风湿关节炎日久不治，人体的气血阴阳精血以及脏腑均有不同程度的亏损，病邪深入下焦肝肾。肾膜为三焦膜系的起源，肾气不充，则膜系失养，濡养全身功能受损。《素问·痿论》曰："肝主身之筋膜。"肝藏血主筋，脾为后天之本，运化水谷精微，肝脾肾三者共同为膜系提供营养供给。因此，疾病后期，肝脾肾失调，膜系失于充养而出现破损、变形、萎陷，日久由膜及骨，出现关节的僵硬、变形，关节功能丧失。

痹证日久，膜系损伤，膜损及脏，常为脏腑疾病发生的开端。病邪侵入脏膜，导致心包炎、肺间质炎、肾炎等脏膜系统病变。由于失治误治或正气亏损等因素，疾病进一步发展，邪气由脏膜病波及脏腑器官，导致心肌炎、肾病综合征等疾病。膜系不荣，正气馁陷，则类风湿关节炎病情逐层进展，因此扶助正气，荣养膜系，则可控制类风湿关节炎病情发展深入。

（二）痹病之热的成因

1. 毒热外感为痹病之热形成的主因

毒热据其病性分为温热、湿热两类。现代临床表明确有许多患者是由于外感温热毒邪导致急性发作，如风湿性关节炎，因近期上呼吸道感染，发热、咽痛、咳嗽、口渴等引发关节、肌肉游走样疼痛，关节局部红肿灼热或见红斑；或见尿黄、热、痛及水肿等症。

也可在夏秋之季外感湿热毒邪，或感受夏令暑湿毒邪，出现关节、肌肉肿痛，舌苔腻，脉濡数等临床表现。以上诸症均离不开致病微生物侵犯口鼻，或感染尿道、肛门，它是痹病之热形成的主因，即毒热之邪。毒热病邪不仅单独为因致病，亦常因正虚或邪微留伏体内，成为"伏毒"，被新感外邪引动而急性热变，导致病情反复或加重。《素问·痹论》云："阳气多，阴气少，病气胜，阳遭阴，故为痹热。"许叔微曰："风热成历节，攻手足指，作赤肿……甚则攻肩两膝，遇暑热及大便秘即作。"皆属毒热成痹之先言。风寒湿邪留滞，是痹病之热形成的另一重要因素。"风寒湿三气杂至，合而为痹也"，在病程中，风、寒、湿又可逐渐化热，正如顾松园《医镜》所谓："风变为火，寒变为热，湿变为痰。"虽然所化之热与风寒湿相比有偏重偏轻之别，或热重于风寒湿，或风寒湿中蕴热，但热邪已存，并因热引起各种病理变化。

2. 脾肾虚弱、脏腑蕴热为痹病之热的内在条件

许多痹病常在中后期合并脏器功能和实质的损害。正如《金匮要略·中风历节脉证并治》中所说："少阴脉浮而弱，弱则血不足，浮则为风，风血相搏，即疼痛如掣。"正虚则卫外不固，外邪易袭，发生痹病。而正虚又以脾肾为根，阳虚则内生虚寒；生化乏源则气血不足，阴虚血热。阳虚、阴虚为毒热的侵袭、内伏提供了内在条件，而且为风、寒、湿邪的久郁化热起到催化作用。即李梴所说："风湿虽外因涉冷从湿，当风取凉，然亦必血热，而后凝滞污浊，所以作痛。"

素嗜肥甘厚味，辛辣醇酒，内蕴湿热，情志久郁化火者，脏腑移热则易复感外邪，内外相引发为痹病，同时也是诸邪化热不可忽视的促发因素。如水谷内蕴之湿热加外来之湿热、暑湿，则外邪着于经络，内受之邪着于腑络，导致经络、脏腑同病。用药过于温燥也是痹热形成的一个方面。痹病正虚为本，邪实为标，常用发汗、温通、散寒祛湿、扶正等治法。然而由于病情复杂，专于温燥则易助热伤阴，过于补虚则碍邪阻气。另外，在西药激素疗法或大量、长期服用解热镇痛药后，也常促使痹病化热。

3. 痹病之热的相关病理特点

痹病外受风寒湿毒热，邪留不解，阻滞经节，寒主凝滞气血，湿性重浊淹腻，久滞经节，化热生火，热盛生毒。风热鼓动，湿浊弥张。热蕴湿中，热蒸湿动；湿遏热伏，壅阻气血。毒热湿痰痹阻关节肌肉，痹闭愈甚，愈易累及多个脏腑。

痹病之内因责之脾肾，脾肾为先后天之本，脾肾失调，气虚湿停寒生，精血不足，经脉不利，则脾不养肌，肾不主骨，肝失荣筋，内外合病，虚实夹杂。

孔老师十分重视少阳在痹病之热形成、致变中的重要作用。少阳居半表半里，内连五脏，外通肌肤，其气既博，其处深远，所谓"少阳属肾，肾上连肺，故将两脏"。人体上下九窍，外连毛孔，既是正气升降出入门户，也是外邪侵袭途径。风、寒、湿、毒热邪气外袭，少阳为必经之地或流连之所，经云"少阳之上，火气治之"，内寄相火，故风、寒、湿、毒热久郁少阳，出现口干、口苦、尿黄等热象，成为痹热之渊薮，而少阳郁滞，更致脾肾失调，精血不足，经脉失养。痹病的反复、加重关键在于痹病之热，而少阳又是热之所在之处。

可见：痹病表现外在肢节而内连脏腑；痹之病性虚实错杂，寒热相兼；痹之根多关脾肾；痹之所重在经节；痹之热多缘少阳。

4. 痹病之热的治法要略

历代清痹热方法颇多：张仲景用清宣利湿的麻黄杏仁薏苡甘草汤；刘河间善用清热祛风解毒法，方如升麻汤；吴鞠通认为"骨节疼烦，时呕"用白虎加桂枝汤；叶天士治痹热主张"急清阳明"。孔老师对痹病之热有独到认识，主张解毒热、宣痹痛、调脾肾以控制炎痛、增强免疫，消除复发因素。具体地说：祛痹热注重捣痹热反复缠绵之穴巢；寒凉清热与解毒并用；主以清泄少阳解毒治痹，辅以清散肺经风热，阻止外邪上受；配以燥湿泻肾、膀胱湿热，使少阳郁热毒邪，得以中清分消，内外通利；辅以疏风燥湿，宣痹通络；配以补气生血，充养经脉，有清疏治痹之力，使风寒湿毒热难留；更配健脾益肾，调养后天，固护下元。如此配合清泄不伤阳，温通不耗阴，扶正不碍邪，达到痹热清、脾肾强的目的。

（三）类风湿关节炎的治则治法

三焦膜系是气血津液运行的重要通道，以通为用，治疗过程应包含祛邪和扶正两个方面，以恢复膜系宣通功能。以外通性膜系为主要祛邪途径，采取疏利三焦、分消走泄的治法；同时注意行气活血，以疏通内通性膜系；并且全程注意顾护肾膜，维持膜系正常功能。类风湿关节炎主要分为活动期和缓解期。活动期以膜系阻滞为主要证型，治则以祛邪为主；缓解期则以膜系萎陷为主要证型，治则以扶正为主。

1. 疏利三焦，驱邪外出

膜系阻滞不通，采用分消走泄、疏利三焦，给邪以通路，恢复三焦膜系功能。宣达上焦以开宣肺气，祛风除湿，常用药物如杏仁、麻黄、羌活、独活、细辛等；调畅中焦以半夏、厚朴、苍术、黄连、黄柏等辛开苦降；以茯苓、薏苡仁、滑石等淡渗利湿，引邪走下焦。吴鞠通创制宣痹汤，是从三焦治疗痹证的代表方，以防己为君取其祛湿通痹止痛之功；以杏仁宣达上焦肺气，通调水道；半夏、蚕沙燥湿化痰，和胃化浊，畅通中焦；滑石、薏苡仁入下焦清利湿热，引湿热从小便出；赤小豆清血中湿热；山栀子、连翘清热解毒，改善关节红肿热痛，共奏清热利湿，通利关节之效。孔老师通过多年临床经验，从少阳三焦论治痹证，以杏仁、连翘升降相合，宣通上焦肺气；半夏、厚朴、苍术、茯苓健脾燥湿，畅调中焦；龙胆草、薏苡仁清利下焦湿热；黄芩、黄柏、栀子清三焦湿热，配伍胆南星透骨走络，祛痰化瘀。从整体调整三焦气机，调畅全身膜系，改善关节滑膜状态，从而改善关节红肿热痛等症状。

采用分消走泄、疏利三焦的治法尽快、尽早祛除伏邪，能够有效阻止病邪的进一步深入和病情的加重。在治疗过程中也要关注外通性膜系的状态，如类风湿关节炎患者出现外感或胃肠炎症的相关症状，要及时治疗，以防疾病加重或反复；长期服用有毒或激素类药物，易于损伤胃肠膜层，应当注意配伍党参、沙参、海螵蛸等养护胃肠黏膜的药物。

2. 活血行气，调畅膜系

内通性膜系包含血管内外膜层，以运行气血为主要作用。《临证指南医案》曰："初为气结在经，久则血伤入络。"血瘀贯穿于类风湿关节炎整个发病过程，尤以中晚期表现得更为突出。活血化瘀通络法治疗类风湿关节炎，对于宣通膜系关系重大，用药如姜黄、川芎、牛膝、当归、赤芍、鸡血藤等。气行则血行，因此可酌情配伍行气药物如陈皮、木香等。行气药根据药物所入经络的不同，能够对病变位置的膜层进行疏通，更有助于恢复膜系的布散功能。

3. 扶助正气，顾护肾膜

类风湿关节炎病程日久，邪气稽留，人体的气血阴阳精血以及脏腑均有不同程度的亏损，因此补养气血对于顾护肾膜、荣养膜系、治疗类风湿关节炎十分重要。肾阳蒸腾可促进气化，推动膜系的物质流通，肾气足则三焦气行，气血津液运行输布正常，病邪不留滞关节筋膜，关节筋膜得以濡养。益气温阳药物多用黄芪、附子、肉桂等，或配以伏苓、白术、党参健脾，充养后天以补先天。

4. 经验方芪胆通痹汤

孔老师从少阳角度论治湿热痹，以芪胆通痹汤为主方，在临床上取得了良好疗效。本书所谓湿热痹主要是热痹中偏于湿热的一类，包括了现代医学所讲的风湿热、类风湿关节炎、系统性红斑狼疮及一些老年骨关节病等一大类自身免疫性疾病、结缔组织病。

仲景先师为阐释伤寒病的传变及发展规律而创立了六经辨证体系。然疾病不同则传变规律、辨证要点亦不相同，诊断湿热痹可以运用六经辨证方法，而在具体治疗上又当以少阳为主。

在临床中，湿热痹的患者常常多年患病，发作时轻时重。因此脾胃本虚，少阳肝胆郁热，三焦不利，湿热留伏是湿热痹急性发病后缓解期的病理基础，这里归为气虚蕴热证。

湿热痹气虚蕴热证主症是：关节（腰腿诸关节）疼痛，气短、神疲、消化不良，口干苦、小便黄，或有低热。关节疼痛为诸痹之主症，然此为湿热类痹痛，其疼痛特点应是：局部红肿发热，重着，缠绵不愈；气短、神疲、消化不良的脾胃本虚之象；口干苦、小便黄以及可能伴有低热的少阳蕴热之象。《灵枢·四时气》言"邪在胆，逆在胃，胆液泄则口苦"，《素问·至真要大论篇》言"少阳之胜……耳痛溺赤"，说明口苦、小便黄与少阳之热密切相关。经验方芪胆通痹汤，组成如下：黄芪15g，熊胆0.3g，苍术10g，黄柏10g，黄芩10g，牛膝10g，穿山龙15g，当归10g，防风10g。全方充分体现了益气养血，清泄少阳的治疗法则。这里之所以用"益气养血"之法，是因为本方针对风湿热痹缠绵不愈之人，其人病久筋节乏养，临床上往往表现虚多实少之象。在本证中素体不足，三焦气化失司，水湿火热相结，流于经络筋节是发病的重要环节。"清泄少阳"之法指清少阳肝胆内生之热，泄少阳三焦之湿，祛湿清火，正好可以针对此病机而用。另外，方中还蕴含通痹活络止痛之意。芪胆通痹汤中黄芪、熊胆为全方君药，二者相反相成，一补脾胃之本虚，一清肝胆之郁热，从邪正两方面着手，统领诸药；苍术祛湿，黄芩、黄柏助熊胆清火泄热，以清痹热之源；苍术、防风助黄芪固表，以防新邪外感引动在内之伏热而发病，苍术还可化湿调中以助运化，鼓舞气血化生，促进关节局部血肉之充；牛膝补益肝肾之不足，强壮筋骨；当归配合黄芪益气养血以补营血之亏损，和营活血以防病久生瘀；穿山龙通痹活络，化瘀止痛。芪胆通痹汤从肝、胆、脾、胃、肺、肾多个脏腑，气血两个层次入手，攻补兼施，寒热并用，直中病机之根本。

本书所论之少阳根于肾阳，源于先天，位置上与现代所讲的结缔组织有相似之处，所以临床上一些结缔组织疾病可以考虑从少阳论治。从《伤寒论》的少阳病与叶氏所言的邪留三焦少阳证，我们可以看出少阳具有易于留邪的特点，也正是因为少阳具有这样的特点，所以它还是许多慢性疾病发生发展的中心环节。由于本方针对的病机是湿热痹之气虚蕴热证，故诸病中凡病机相合者皆可加减应用，如肝病、肾病等皆可因证用之。芪胆通痹汤具有安全有效、适应证广的特点。对于本方我们已应用CIA（胶原诱导关节炎）模型清泄少阳方对佐剂性关节炎大鼠滑膜炎症作用机理的实验研究型大鼠进行了一系列实验研究，并取得了良好的结果，但本方的理论和实验研究还有待进一步的展开与深入。

类风湿关节炎临床表现多种多样，可涉及皮肤、血管、筋膜、五脏六腑等所有器官，很难以单纯脏腑定位。并且病程较长，易出现寒热错杂、虚实交杂的病性，从而导致产生多样的病理产物。三焦膜系包含脏腑和关节膜层，涵盖类风湿关节炎的复杂病位，膜系以运行气血津液为核心，膜系阻滞，易导致气、津、寒、热等在局部或全身分布不均，形成具有矛盾性质的病性，膜之病进可累及脏腑，膜系亦为脏腑病变的外出转机。因此三焦膜系理论能够更好地解析类风湿关节炎的复杂病机，从而指导临床治疗。基于三焦膜系理论确立类风湿关节炎以疏通膜系为治则，祛邪扶正并进，以分消走泄引邪从外通性膜系排出，同时行气活血恢复内通性膜系功能，温阳益气振奋膜系运行以扶正，整体调整恢复三焦膜系功能，改善全身膜系症状。基于三焦膜系理论，可以更好地解读类风湿关节炎的病因病机，化繁为简，为中医药治疗类风湿关节炎提供新的思路，提高治愈率。

六、辨治儿科病

孔老师运用温病学的辨治思路指导儿科病证，他认为小儿体质易感，证多温热，病机以肺胃为中心，易夹食兼湿。

温邪上受，先犯于肺，热邪郁滞，易留少阳，常见寒热往来或发热日久不解、口苦、尿黄、颈部及颌下淋巴结肿大。许多病久不愈的温病或相关热证大多与少阳有密切关系，临床辨证尤应注意。小儿神经系统发育不全，小儿惊厥多责之于肺热、胃热、少阳枢机不利三焦郁热。肺热塞盛，可阻闭心窍或扰动肝风，除身壮热、咳喘、痰盛、舌红苔黄、脉滑数、伴见神昏、抽搐等外，严重者可见温热毒盛或正虚邪陷，甚至误治、失治，出现灼热、神昏、肢厥等热闭心包之症，也可以心悸、气短、紫绀以及心肌酶谱或心电图改变为其特殊表现形式。热在营血，引动肝风则见头项强直、角弓反张、四肢抽动、舌绛、脉弦数等症。由于在卫、气分所见昏痉程度轻，营、血分所见昏痉程度重，两者预后不同。

肺脏受邪，气失宣降，水道不通，三焦气化失利，则下移膀胱。肺、少阳、膀胱相互联系，致使许多膀胱病变迁延难愈，往往与温邪上受及少阳枢机不利相关。而肺热、少阳郁滞又可下移膀胱。一些反复上呼吸道感染、扁桃体炎、淋巴结炎最后合并泌尿系统感染即此理。

温邪易伤肺、胃、心，小儿阴气未充，多有蕴热，感邪之后更易伤阴耗液。在卫分，津液初伤，见口微渴、唇干、鼻干、咽干、尿黄短少、苔薄白而干等症；在气分，津伤较重，见口渴、尿短赤涩少、大便干结、苔燥等症；在营血分，阴伤最重，见身灼热、苔少或无、脉细数等症。结合脏腑，肺阴不足常见干咳少痰，胃阴不足常见口渴欲饮、消瘦善饥，肺、胃阴伤均见舌红少苔、脉细数，心阴不足常见心悸、气短、盗汗、唇绀、脉细数，肝肾虚损常见低热或五心烦热、手足蠕动、腰酸膝软、肢麻不仁、舌干绛或紫晦、脉细弱或细弦。

（一）清透疏利，治在肺胃，不忘解毒

小儿温病证多温热，热盛则清，热郁宜透。邪在肺卫，病情较轻，应"随其性而宣泄之"，即本书所述辨治发热之"轻清宣透法"，此不赘述。若邪在气分，病情较重，偏于肺、胸膈热盛者，在用黄芩、鱼腥草、金银花、连翘、板蓝根、大青叶等清泄肺热基础上，仍不忘宣透邪热于外。偏于胃肠，主张肺胃同治和寒凉通降，酌用栀子、知母、石膏等。即使邪入营血，也当在凉营泄热前提下，注重透热转气，药如牡丹皮、金银花、连翘、僵蚕。热结肠胃，当宜疏利清泄，用瓜蒌、莱菔子、枳壳、厚朴、牛蒡子、玄参以通腑泄热。在温病兼夹证处理上，根据小儿易夹食滞，以山楂、神曲、莱菔子、冬瓜仁、槟榔消导食滞，理气开胃。但不可温燥过量，以防助热伤阴。若温热夹湿者，酌加茵陈、芦根、六一散之类以芳香清润，清热利湿护津。

（二）分泄少阳，宁心和肝，清利膀胱

热郁少阳，以柴胡、黄芩、青蒿清疏表里，以茵陈、栀子、龙胆草清泄上下。厥阴致变，病在卫气，谵语者，重用宣窍开泄之品如桔梗、杏仁、菖蒲、郁金等开气达邪归肺外解，或以小陷胸汤、调胃承气汤以及宣白承气汤之类苦泄通下；动风者在清透、通泄疏利前提下，酌加菊花、僵蚕、钩藤或羚羊角以清肝和络息风。热在营血，出现闭窍、动风常用紫雪散、安宫牛黄丸或清开灵。若淋巴结肿大加僵蚕、蝉蜕、贝母、夏枯草等品以清热散结、化痰解毒。兼发疹者多用板蓝根、僵蚕、蝉蜕以透疹解毒。热移膀胱，清利解毒为法，用萹蓄、石韦、竹叶、滑石、通草、生薏苡仁、黄柏、苦参等。

（三）甘凉清养，扶正修复，预防在先

温为阳邪，直灼津液，故肺胃津伤轻者用芦根、茅根清热生津；津伤较重用天花粉、石斛、沙参、玉竹以甘润生津，寒凉清热；心阴不足者，多用麦冬、生地黄、西洋参；肝肾阴亏者，多用玄参、当归、白芍、龟甲、鳖甲、何首乌等。养心阴、柔肝血、滋肾阴对温病后期脏器实质损害的修复、提高免疫力均有意义。

（四）内清积热、宣上调中

孔老师认为小儿饮食不节，积热内伏，最易招致外感，故常感冒发热，鼻塞流涕，咳嗽难已。治宜内清积热，宣上调中。孔老师常用连翘、炒山栀、玄参以清热，前胡、桔梗、紫苏子、紫苏梗以宣上，白术、枳壳、半夏、神曲、砂仁以健胃调中。若鼻衄加白茅根、牡丹皮，大便干结加瓜蒌仁，尿黄加车前子，热伤阴津口干者加沙参、麦冬，咽红，扁桃体及颈、颌下淋巴结肿大者加僵蚕、牛蒡子、赤芍。

七、辨治心脑病

（一）祛邪扶正并重

心脑病证的病机为本虚标实，本虚多为气血阴阳的不足，标实多兼气滞、痰瘀等。心、脾、肝、肾功能的不足是本病发生的根本原因。

（二）重视调理气血

孔老师调气血强调以平为期，纠其虚实偏差，使之趋于平衡，正复邪去，达到阴平阳秘。在临床中用药平稳，多用平和之品，组方配伍抑其偏盛，稳中求效。忌用峻猛之品，恐伤正气。调气血时时注意疏通。如补益常配理气之品，防止滋腻伤脾敛邪。补中结合通降气机，活血化瘀，祛湿消痰，使气血调畅。

（三）善于调肝

孔老师从肝入手诊治许多心脑病患者常获良效。心肝同为内通性膜系所在脏，肝气郁滞，则影响血行，心肝血瘀。因此常用清肝泄热之品如龙胆草、夏枯草等清泄肝经郁热；肝气郁滞不畅还会乘脾土，致脾不升清，胃不和降，中焦气机升降失常。故孔老师临床上常肝脾同调，用疏肝、柔肝、清肝之品使肝气条达，肝血得养。用健脾和胃之品使脾升胃降，中焦枢纽得以运转，内通性膜系气血调畅，周流全身。

（四）时时顾护脾胃

孔老师认为脾胃的损伤是发病的关键。脾胃居于中焦，气机升降之枢纽也，若脾胃升降气机失常，亦可致心肾不交，而引起不寐。现代人饮食肥甘厚味，饥饱无常，多食生冷，过嗜烟酒等饮食失调损伤脾胃，可诱发心悸、胸痹、眩晕、不寐。脾胃乃生湿化痰之源，若脾胃受损，气机升降失常，又可使痰浊内蕴，阻碍胸阳而发为胸痹、心悸；清阳不升可致眩晕。孔老师临床上常用健脾和胃祛痰法治疗心脑病证取得显著疗效。

（五）重视气化学说，调治有度

孔老师认为，人体的气化功能，实指水与气的互化过程。其中包括气机的升降、气的蒸腾雾化、水气的互生互化、水气的输布排泄。而气化功能的实现，又与脏腑功能密切相关，尤其以肾气的温煦蒸腾、膀胱的气化和三焦的气化为主使。脏腑各有阴阳升降，并且相互影响，构成了机体气化的整体。

（六）病因重视七情所伤

孔老师尤其重视怒、思、恐这些情志变化，他认为怒、思、恐是临床上最多见的致病因素。怒则伤肝，导致气机紊乱，而出现胸闷、胁肋胀痛、腹胀呕逆；若肝阴受伤，肝阳上亢则见眩晕、头痛、不寐等证。思虑过度而致脾运失司，运化无权则不思饮食，气血生化乏源则心脑无所养可致心悸、眩晕、不寐；若脾胃不和，酿湿生痰，痰浊中阻，可发为胸痹、心悸。恐惧过度则肾气受损，出现善惊易恐，精神紧张，心动不安，不能自已的表现。孔老师在临证中详细耐心地诊查病情，特别强调对患者的态度要和蔼可亲，引发患者吐露情志上的不快，全面了解病情，善于疏导患者情绪，使患者能够心情舒畅，配合诊疗而获得良效。

（七）治养结合，防患于未然

孔老师认为，防止疾病的发生，是养生长寿的前提，因而强调把防病与养生长寿统一起来。主要措施：调养精神，内保真气；节制房事，保全肾气；节制饮食，五味和调；早期诊断，防邪传变。

（八）常见病证辨治

1. 心悸
孔老师在治疗心悸时，注重调理肝气，使肝气条达、心血和畅。另心主血，脾统血，心之血脉气血盈亏，和脾关系密切。正常情况下，胃主受纳，脾主运化，则心血充盈，在宗气的推动下周流全身。若脾胃功能失常，化源不足，心失所养，则出现心悸。此外五脏六腑之阴阳均有赖肾阴、肾阳的资助。心为火脏居上，以降为顺；肾为水脏，居下，以升为和。心肾相交则水火既济。若心肾不交，可造成心悸。治疗上常以清肝、健脾、养心为基本治法。

2. 胸痹

孔老师认为胸痹的发生与肝的关系最为密切。肝的疏泄功能失调，气机不畅，气滞则血液运行不畅；肝气郁结，日久化火，郁热伤阴，血行不畅；若肝气横逆犯脾，脾失健运，痰浊内生，痰火扰心，皆可发为胸痹。胸痹病机属本虚标实，本虚为气血的亏虚，标实为热、血瘀、痰浊，正虚邪实相搏为患。治疗本病宜标本同治，以益气疏肝，活血通络为法。扶正注意顾养脾胃生化之源，祛邪注意去除瘀滞，以通血脉。

3. 眩晕

孔老师治疗眩晕常从风、痰、虚三方面考虑，肝为风木之脏，上升主动。若情志不遂，肝郁化火，肝阳上亢，上扰清窍而致眩晕。脾主运化，若嗜肥甘厚味，或思虑劳倦，伤于脾，使脾失健运，聚湿生痰，痰浊中阻，清阳不升，浊阴不降，蒙闭清窍，发为眩晕。脾为气血生化之源，若久病不愈耗伤气血，或思虑劳倦使脾胃虚弱而生化乏源，以致气血两虚。气虚则清阳不升，血虚则脑失所养，皆导致眩晕。肾为先天之本，藏精生髓，肾精亏耗不能生髓充脑，脑失所养则发眩晕。治疗常用清肝益胃、补气养血、健脾燥湿法。

4. 头痛

孔老师治疗头痛常从肝、脾、肾三脏入手，由于饮食不节，思虑伤脾，而致脾失健运，则气血生化不足。气虚则清阳不升浊阴不降，血虚则不能上荣于脑而引起头痛，脾主运化水湿，脾失健运，水湿内生，积聚成痰，痰浊中阻，清阳不升则致头痛。肝藏血，肝阴不足，肝阳上亢可致头痛。肾藏精，主骨生髓，久病及肾，肾精亏耗可引起髓海不足，清窍失养而引起头痛。孔老师临床常用平肝、补肾、健脾法治疗头痛，疗效显著。

5. 不寐

孔老师认为情志失常、劳逸失度等原因，可导致肝之藏血功能失调。在临床上许多由于精神抑郁、思虑太过，或病后、劳累等因素常导致营血暗耗，从而致肝之阴血不足，不能养心神，心神失养夜不能寐；同时肝之阴血不足，不能制约肝阳，阴虚火旺，肝阳上扰而见心烦不能寐。肝气郁而化火，横逆犯胃，则可致胃失和降，脾失健运，升降失常，以至气血化源不足，不能养心安神而致不寐。孔老师治疗不寐常用宁心安神、健脾养血、清肝泄热等法取得良效。

（九）常用方加减

基本方组成：柴胡，赤芍，白芍，丹参，当归，川芎，半夏，青皮，陈皮，茯苓，白术，砂仁，黄芩，太子参，麦冬，甘草。

本方系平调气血方加减，具有调肝、理脾、养心之功。孔老师常将此方用于治疗冠心病心绞痛、冠脉搭桥术后胸闷不适者及高血压性心脏病等。方中柴胡、青皮、白芍、黄芩清热疏肝柔肝、解郁止痛，半夏、陈皮、茯苓、白术、砂仁调理脾胃、温中化痰，太子参、麦冬、甘草益气养心，丹参、赤芍、当归、川芎养血活血通脉。

参考文献

［1］孔光一，赵岩松，严季澜，等.少阳三焦膜系病机探讨［J］.北京中医药大学学报，2011，34（3）：149-150，158.

［2］潘芳.孔光一教授学术思想与临床经验总结及清宣法为主辨治小儿外感咳嗽的临床研究［D］.北京：北京中医药大学，2011.

［3］孔光一.卫分证浅论［J］.北京中医学院学报，1987，10（3）：25-26.

［4］严季澜.孔光一治疗发热经验［J］.世界中医药，2008（5）：278-279.

［5］严季澜.孙光一教授治疗冠心病的经验［J］.贵阳中医学院学报，2006（06）：17-18.

第五节　常用药对

一、太子参与南沙参

南沙参味甘性微寒，其体轻清而气味淡薄，偏走上焦而具清泄肺热、养阴润燥之功，为清养肺阴之主药，又兼有祛痰止咳之功。太子参味甘性平，归肺脾经，具有补益肺脾、生津润肺之功。南沙参得太子参之助，脾气健旺，则肺气得充，肺阴可复，宣肃之令复常。然南沙参虽为轻清之品，但其性偏寒，如肺阴虚有热，以之清滋为宜，若兼有肺气不足之证，与太子参相伍，气阴两补，清润兼施，得"培土生金"之妙。孔老师在肺系疾病气阴两伤证的治疗中，常将此药对作为君药，经过合理配伍，常能收到满意的效果。

二、白茅根与芦根

芦根甘寒，归肺胃经，善清肺热、开郁结、涤痰热、祛湿邪，有清热不伤正、滋胃阴不壅滞之长。白茅根味甘气寒，体柔而性直，"中空有节，最善透发脏腑郁热……入肺清热以宁嗽定喘……入胃滋阴以生津止渴，并治肺胃有热"，且能利小便而引火热下行，偏走血分而又善凉血消瘀止血。芦根"性凉能清肺热，中空能理肺气……味甘多液，更善滋阴养肺"，偏走气分且专入肺胃经而长于清肺降火，益胃生津。二者合用，清泄肺胃之力倍增，凉血止血之用愈强，甘寒滋润之功尤精。适用于肺胃素有郁热之人，复因感受邪热，内热炽盛或炼液成痰，或灼伤血络，而见咳嗽，痰少而黏，色黄或白，不易咯吐，或痰中痰血，鼻中热赤或衄血，咽痛口干等症。也可用于肺系病证中属肺胃阴虚证者，如中晚期肺癌常见的气阴两虚证，可以此药对配合使用，以助养阴生津之力。

三、柴胡与前胡

柴胡味苦辛而性平，其气芳香而质轻，既可清热解毒，又可疏肝平肝、和解少阳。前胡味苦辛而性微寒，既可宣散肺中风邪，又能降气清泄痰热。柴胡得前胡之润可防香燥伤津，前胡得柴胡之升可助宣发之力。两药合用，兼具升散清泄之功，疏通肝肺气机，痰火得清而喘咳自止。

四、赤芍与白芍

赤芍味苦而性微寒，偏于疏泄，而凉血消瘀止痛之功为胜；白芍味苦酸性亦微寒，偏于补收，养血敛营缓急之功为佳。二药同用，补泻相合，敛散并举，专于养血活血。适用于邪气稽久入络，炼血为瘀，血失所养所致之病。如久病咳喘，邪潜入络，孔老师强调以赤芍与白芍合用，兼顾凉血活血与养血和营，可奏濡养血络并松动络中伏邪之功。

五、青皮与陈皮

青皮与陈皮一物同源，皆能疏调气机。但陈皮之性辛散升浮，偏行中上二焦而走肺脾气分，长于健脾燥湿，行气化痰。青皮之性酸苦降泄，偏行中下二焦而走肝胆气分，长于疏肝破气，消导积滞。《医学启源·药类法象》明示：陈皮加青皮减半去滞气，推陈致新。二药合用，可同理肝脾、兼调脾胃，而具疏肝健脾、理气调中之功。适用于肝脾失调、肝郁脾虚之证。

六、法半夏与陈皮

法半夏味辛微苦，性温而燥，燥湿化痰涎，降逆止呕吐，且能大和脾胃，兼"下肺气"；陈皮味苦而辛且性温散，理气和脾胃，导痰消积滞，且能升能降，兼泄肺中气滞。孔老师认为，二者合用，辛散苦降，则痰湿得以燥化，脾胃纳运调和，肺气肃降如常，而咳止痰消。

七、苍术与白术

白术甘温性缓，长于益气健脾；苍术苦温辛烈，为治疗湿阻中焦之要药。然过用白术有"令中气愈滞，胃口愈闭"之弊，若与芳香醒脾之苍术合用，可防止白术壅遏脾气。而苍术其气辛烈，过用有苦燥耗气之弊，与白术同用，则中气可守而无辛散耗气之失。二药相伍合用，一散一补，走守兼备，补而不滞，行而不散，补脾平胃与燥湿化痰兼顾，则脾胃纳运如常，水湿得以运化。孔老师辨治肺系病证属脾肺气虚、痰湿蕴阻证时，在补益肺气的同时，重视健脾燥湿化痰，常将苍术、白术配合使用，以绝生痰之源，如在慢性支气管炎反复感染兼有脾虚痰盛证的治疗时，常喜用此药对，多获良效。

八、桃仁与杏仁

病久入络生瘀。桃仁味苦微甘而性平，《本草新编》谓其"苦重于甘……苦以破滞血，甘以生新血"。杏仁味苦温而兼散降，性润泄而利下行，功专下气消痰。《本经疏证》有云："桃仁入血分而通气，杏仁入气分而通血脉。"且二者均具润燥通便之功。两药合用，气血同治，动荡入络之邪；润降相合，和畅肺肠之气。

九、紫苏子与紫苏梗

紫苏，以其味辛能入气，色紫能入血，气香能透外，性温可暖中，使人一身舒畅气温，故有"紫苏"之名。其性轻浮，气味俱薄，能散在表之寒邪，又可通心利肺，消痰定喘，开胃益脾，止痛安胎，利小大肠。故有《本经疏证》"外而六淫可借宣而驱，内而七情亦可借宣而开"之论。然其子主降且散，质润而不燥，利膈而消痰，善能降气定喘；其梗下气力缓而善降气宽中，虚弱之人尤宜；其叶发汗解表，善散风寒邪气。紫苏子与紫苏梗合用，共奏降逆宽中、行气消痰之功，适用于痰气郁结胸中之证。紫苏子与紫苏叶合用，和畅宣降，相辅相成，适用于风寒郁遏肺气、肺失宣肃之证。

十、杏仁与桔梗

杏仁苦微温，可升可降；桔梗苦辛平，为专升之品。二者相配，专入上焦宣降肺气，开上焦气机壅塞，不但可治咳喘等肺气不宣之证，对于调整全身气机亦有很好的作用，如薛生白治疗湿流下焦"入桔梗、杏仁、大豆黄卷开泄中上，源清则流自洁"，叶天士提出"宣通气滞，以达归于肺，如近俗之杏、蔻、橘、桔等，是轻苦微辛，具流动之品可耳"。孔老师用杏仁配桔梗，开上焦，宣气化湿，治疗外感咳嗽属肺失宣降，湿热阻滞者。

十一、桔梗与枳壳

桔梗苦辛，枳壳苦辛酸微寒，一升一降，桔梗入肺，枳壳入脾胃。二者相配，能宣降肺气、理气宽中、行滞消胀；二者亦均为轻苦微辛之流动之品，善开中上二焦气机阻滞，用于痰、湿、食等阻滞所致的胸胁气滞、胀满疼痛、食积不化、痰饮内停等。

十二、神曲与黄柏

神曲辛以行散消食，甘温健胃和中；黄柏苦寒沉降，长于清泻下焦湿热。二者配伍，神曲辛开启升脾气，黄柏苦降清泄肠热，一升一降，寒温相配，有开有泄，调整脾胃肠气机升降。

十三、肉桂与玄参

肉桂辛热可温补命门，引火归原；玄参甘苦咸微寒可滋肾水，吴鞠通说其"启肾经之气，上交于肺，庶水天一气，上下循环，不致泉源暴绝也"。二者配伍，寒热并用达交通心肾之效。

十四、柴胡与当归

柴胡辛苦微寒，疏肝解郁，使肝郁得以条达；当归甘辛苦温，养血和血，乃血中气药。二药配伍疏柔合法，气血兼顾，取逍遥散之意。肝体阴而用阳，血足则肝阳、肝气疏泄正常，有位可安，血静风息。

十五、柴胡与黄芩

柴胡辛微寒，具有疏肝的作用；黄芩苦寒，可以清肝经之郁热。肝郁多生热，两者配伍，能达到疏肝清肝的作用。孔老师将二者配伍应用在方剂中，该药对取自经方小柴胡汤，用于肝胆郁热导致的口苦、胁痛。

十六、天麻与钩藤

天麻甘平，钩藤甘凉，天麻和钩藤这个药对取自名方天麻钩藤饮。天麻性味平和，具有平肝息风、祛风通络的作用；钩藤性味甘寒，具有清热平肝、息风定惊的作用。二者相须为用，清平清疏，对于肝阳上亢导致的高血压头晕效果明显，孔老师还将其配合用于治疗颈椎病头晕和脑病头晕。

十七、沙苑子与白蒺藜

沙苑子甘温入肝肾经，具有养肝明目、益肾固精的作用；白蒺藜辛苦微温入肝经，具有疏风明目、平肝解郁的作用。两药配合，平补平泻，用于肝肾不足、阴虚生风生燥所引起的皮肤瘙痒，起到滋阴疏风、润燥止痒的作用。

十八、淫羊藿与仙茅

淫羊藿（又称"仙灵脾"）辛甘温，滋益精血，温补肝肾，强筋骨，祛风湿；仙茅辛热，暖水荣木，复脉清风，滋筋力，益房帏，治疗命门火衰、阳痿早泄及精寒不育。二药同用为二仙汤重要组成，温肾阳，补肾精，泻肾火，调冲任，常用于妇科、男科，能调经种子、温暖下元。

十九、独活与羌活

羌活辛苦温，独活辛苦微温，二者均能辛温发散，有祛风胜湿止痛之功。羌活气味雄烈，常用于风寒湿痹痛在上半身者；独活性较缓和，发散力较弱，多用于风寒湿痹在下半身者。若湿邪、风邪、寒邪等侵犯肌表，头项强痛，腰背酸重，一身尽痛者，羌活、独活常相须为用。

二十、鱼腥草与金荞麦

金荞麦微辛涩凉，凉以清热，辛以散结，有清热解毒、排脓祛瘀、利咽消肿之效；鱼腥草辛微寒，清热解毒，消痈排脓，利尿通淋。孔老师常将二者配伍，用于痰、热、瘀壅塞于肺，起到解毒排脓、逐瘀散结之效。该药对多用于急、慢性呼吸道感染。

第四章　验案评析

第一节　呼吸系统疾病

一、上呼吸道感染

病案 1：感冒（风热犯卫证）

葛某，女，7 岁。2003 年 4 月 29 日就诊。

主诉：发热起伏 1 周，伴鼻塞咳嗽。

病史：发热起伏 1 周，体温最高 38.6℃，最低 37.5℃，鼻不畅，喉痒，咳嗽痰少，头痛，咽红，舌苔薄，脉弦滑。

西医诊断：上呼吸道感染。

中医诊断：感冒（风热犯卫证）。

治法：宣肺利气，疏表透热（轻清宣透）。

处方：荆芥穗 6g（后下），金银花 10g，连翘 15g，黄芩 10g，鱼腥草 20g，前胡 10g，桔梗 10g，紫苏子 6g，紫苏梗 6g，浙贝母 10g，僵蚕 10g，牛蒡子 10g，神曲 15g，甘草 4g。3 剂，水煎服。嘱家长第 1 剂药分 3 次服，每隔 4 小时 1 次，第 2 剂药分 3 次服，1 天服 2 次。

2003 年 5 月 3 日二诊。服上方 1 剂即热退咳减，刻下尚有轻咳、纳欠佳。

处方：连翘 15g，菊花 10g，黄芩 10g，鱼腥草 20g，前胡 10g，桔梗 10g，紫苏子 6g，紫苏梗 6g，浙贝母 10g，僵蚕 10g，牛蒡子 10g，神曲

30g，甘草4g。3剂，水煎服，调理而愈。

按： 该患儿起病后曾服多种清热药但发热不降，览其药大多清凉有余，宣开不足，致使邪热阻遏，气机闭塞。本病由风热郁表，肺卫失宣所致，需用轻清宣透法。此法适用于外感热病初起，邪在肺卫者；或发热日久，若肺卫之证尚存者。症见发热微恶风寒，无汗少汗或汗出不畅，头痛，咽痛，咳嗽，舌苔薄白，边尖红，脉浮数等。故孔老师从宣肺利气、疏表透热入手，轻以去实，宣以去壅，郁热散去则病愈。

病案2：感冒（邪热伏肺证）

高某，男，4岁。2009年5月19日初诊。

主诉： 高热反复10天余。

病史： 患儿于2008年秋天罹患病毒性肺炎，后查心电图示Ⅰ度房室传导阻滞，病3月余，经西医治疗，病情好转出院。近半年来易感冒，且常伴高热、咳嗽，虽经治疗仍反复发作。10余天前高热突发，服西药后，体温降至35℃，后高热又起。现高热，体温39.5℃，咳嗽，鼻塞，颌下结节、左后颈结节可触及，舌红，苔薄微黄，右脉浮数。

西医诊断： 上呼吸道感染。

中医诊断： 感冒（邪热伏肺证）。

治法： 宣透外邪，内清余热。

处方： 金银花8g，连翘10g，桔梗8g，僵蚕8g，黄芩8g，川贝母4g（打），玄参10g，神曲10g，赤芍8g，前胡6g，荆芥穗5g（后下），板蓝根8g，黄柏6g，陈皮4g，牛蒡子5g，甘草4g。4剂。

二诊（2009年5月22日）：服前药后，体温降至38.6℃，仍时咳嗽，鼻塞，便稀。血常规示单核细胞比率8.8%。前方去神曲、荆芥穗、黄柏、牛蒡子，加南沙参6g，紫苏子4g，紫苏梗4g，麦冬10g，薄荷6g（后下），车前子8g（包）。4剂。

三诊（2009年5月25日）：服前方2剂后体温恢复正常，大便成形，但仍咳，汗出多。前方去南沙参、薄荷，加北沙参6g，百部4g。5剂。

四诊（2009年6月2日）：发热未起，咳显减，汗出减，大便初干，日行1次，纳可。前方加炒山栀4g。5剂。

五诊（2009年6月9日）：咳止，体温正常，便日行，初干，能食。前方中炒山栀加至5g，继服7剂。以前方加减调治月余，纳增，体健神充，体重增加。

按： 患儿自幼体弱，易为外邪所伤而发热、咳嗽，虽经治疗病情好转，然因正虚祛邪无力，邪未尽除而蛰伏于肺脏清虚之所，每易因感受外邪而引动，内外搏结而致高热反复发作。治宜祛邪为先，宣透外邪，内清余热，待邪势轻浅，宜酌加益气养阴之品扶补正气以助祛邪之力。伏邪尽祛，正气日旺，则体健而少病。

二、支气管炎

病案： 支气管炎（肺胃积热证）

黎某，女，3岁。2004年2月17日初诊。

主诉： 反复发热几个月余，近1周加重。

病史： 近几个月每个月发热1次，本月发热1周，体温最高达40℃，咳嗽痰少，汗少，便干，2～3日一行，食欲不振，颈部结节，舌红苔黄厚，脉浮滑。

西医诊断： 支气管炎。

中医诊断： 咳嗽（肺胃积热证）。

治法： 宣上调中，化积散结。

处方： 前胡10g，桔梗10g，紫苏子6g，紫苏梗6g，川贝母6g，金银花10g，连翘15g，黄芩10g，鱼腥草20g，板蓝根10g，僵蚕10g，牛蒡子10g，玄参15g，莱菔子6g，神曲15g，太子参10g。5剂，水煎服，1剂药吃一天半。嘱家长控制患儿饮食，尤其晚饭不宜多吃。

2004年2月24日复诊。药后2剂即热退，咳减，食欲振，颈结节减小，便干，2日一行，有痰，口臭，苔薄黄厚，右脉滑。

处方： 菊花10g，半夏10g，枳壳10g，白术10g，桔梗10g，紫苏子

6g，紫苏梗 6g，川贝母 6g，金银花 10g，连翘 15g，黄芩 10g，鱼腥草 20g，板蓝根 10g，僵蚕 10g，牛蒡子 10g，玄参 15g，莱菔子 6g，神曲 15g，太子参 10g。6 剂，水煎服，1 剂一天半。

按：该患儿服药后身体一直很好，感冒发热明显减少，纳食增加，二便通畅，体质明显好转。孔老师认为小儿反复感冒，属虚者少，而内有伏热者多。该患儿即为中焦积热内伏、毒滞肝胆之络、上扰肺卫失和所致。中焦积热，故见食欲不振、便干、手足心热。咽喉、颈、颌下部为肝胆经脉循行之所，经常感冒发热的患者，扁桃体及颈、颌下淋巴结常肿大，此为毒热留滞肝胆经脉之征；热毒内伏，最易招致外邪，外感之邪与内伏之热相合，致肺卫失和，则感冒发热反复发作；治宜宣上调中，兼以清肝散结。方中前胡、桔梗、紫苏子、紫苏梗、川贝母、金银花、连翘、黄芩、鱼腥草、板蓝根宣上清热，莱菔子、神曲消食调中，僵蚕、牛蒡子、玄参清热散结，太子参益气扶正。二诊热退咳减后增强调中之力，加枳术丸健胃消食通便。毒热内消，脾胃健运，正气渐充，则感冒发热少有发生。

三、支气管肺炎

病案 1：支气管肺炎（肝肺郁热证）

沈某，女，65 岁，2003 年 10 月 29 日初诊。

主诉：发热 1 个月余，初起低热，近日高热。

病史：发热月余，初为低热，近复高热，少汗，咳嗽吐白泡沫样痰，心悸，舌苔薄黄，少津，脉弦数。原有胆汁性肝硬化，脾胆已切除。右股骨头无菌性坏死。X 线片示肺部感染。

西医诊断：支气管肺炎，肝硬化。

中医诊断：咳嗽（肝肺郁热证）。

治法：两清肝肺。

处方：柴胡 10g，青蒿 15g（后下），黄芩 10g，连翘 15g，鱼腥草 30g，桔梗 10g，紫苏子 6g，紫苏梗 6g，半夏 10g，川贝母 8g，太子参 15g，麦冬 20g，甘草 5g。6 剂，水煎服。

2002年11月4日二诊。高热已退，低热少汗，咳嗽减轻，食可，舌淡苔薄，脉细弦。

处方：药已对证，前方稍事加减，又进6剂而愈，服法同上。

按：该患者原有慢性肝病，复感外邪，内外相合而发病，方中柴胡、青蒿、黄芩、连翘、鱼腥草清肝肺之热，桔梗、苏子梗、半夏、川贝母宣肺化痰，太子参、麦冬、甘草益气养阴扶正。热清痰化正复而病愈。

病案2：支气管肺炎（邪郁三焦证）

某女，85岁。2012年9月8日初诊。

主诉：低热1周余。

病史：发热2日。因身体偶感风邪，连续3日觉肢体酸痛，兼有微咳、发热、恶寒，头痛，就诊二级医院，检查结果为白细胞升高，支气管增厚，且肺纹理稍增粗。西医诊断为支气管肺炎。接诊医生认为其年事高，又考虑此患者10年前有肺癌病史，右肺切除，故而为谨慎起见建议其入院治疗。主治医生按常规给予抗生素治疗，经1周病情加重，喘憋严重，低热不退，饮食不进，体力大减，已不能下床活动。主治医生建议其家属转至上级医院治疗，故而通过急救车辆送往北京某三甲医院呼吸科治疗。入院检查仍同上，西医诊断为支气管肺炎。血氧饱和度较低，仍予抗生素治疗兼营养支持，吸氧。两日后病情仍未缓解，患者家属与院方协商请求中医科会诊。中医诊断为风温肺热病（邪热闭肺证），中医医生按清热解毒宣肺法治疗，给予金银花、大青叶、石膏、麻黄、杏仁、甘草等为组方，服后症状不唯不解，反增腹泻便溏，精神更加萎靡。请孔老师学生去医院探视并为其初步处方。时见患者面容灰暗，精神不振，卧床，不能站立，仍低热37.8℃，观其舌质暗淡，苔薄白根罩黄，胸闷喘息，口苦纳呆，大便稀溏、小便黄，诊其左脉虚弦，右脉濡滑。

西医诊断：支气管肺炎。

中医诊断：喘证（邪郁三焦证）。

治法：清热养阴，宣肺化痰，健运中焦。

处方：前胡 9g，柴胡 6g，桔梗 6g，紫苏梗 6g，葛根 12g，黄芩 6g，浙贝母 8g，甘草 5g，赤芍 9g，杏仁 10g，车前子 10g（包煎），南沙参 9g，北沙参 9g，鱼腥草 15g，连翘 12g，陈皮 6g，茯苓 15g，麦冬 15g，姜半夏 6g。3 剂，日 1 剂，水煎服。

2012 年 9 月 21 日二诊。学生处毕药方复至孔老师家请其损益，孔老师仔细询问患者情况。

治法：扶正祛邪。

处方：上方加肉桂 4g。3 剂，日 1 剂，水煎服，谓其患者年高又病延近 2 周，当考虑扶其正气兼以祛邪。患者家属自煎药送医院与服，一剂热退纳佳，体力明显转好，可下地活动，3 剂药服完已近痊愈，遂出院回家调养，并未再服药。后随访身体康健，很少生病，寿至 93 岁，近 90 岁时仍自行去菜市场买菜，生活自理。

按：此患者喜饮酒，体内素有蕴热，发病因偶感风邪，肺气失宣，本可透散宣肺，一剂可愈，但过用抗生素寒凉郁遏气机，邪气闭郁不宣，反致病情加重，加之高年下焦阳气不足，过用寒凉则又伤心肾之阳，故疾病发展见"少阴之为病，脉微细，但欲寐"之状。此正是孔老师详细询问，思之二三，加肉桂一味之凭据，此辛温之品的加入不仅不助热，反能振奋阳气，扶正祛邪，又能阳施阴化，故见效迅速。本方宣展肺气清轻透邪，寒温并用清热不苦重，滋阴不浊腻，少佐温阳之品不助热，实融通阳、护阳、温阳于一体。

四、支原体肺炎

病案：支原体肺炎（痰热蕴肺证）

某女，12 岁。2013 年 4 月 26 日首诊。

主诉：发热 13 天。

病史：13 天前中午始发热，此后体温逐渐升高，第 4 天 39℃，咳嗽，流涕，2013 年 4 月 16 日查肺炎支原体（+）。刻下咳有减，但痰不畅，平时嗜肉，近来便稀、黏，口有味，寐不实，寐语。月初经行，经量较多，右脉弦滑，舌根薄腻。既往曾于出生（剖宫产）后 50 天肺部感染致心衰。

西医诊断：支原体肺炎。

中医诊断：咳嗽（痰热蕴肺证）。

治法：宣肺泄热。

处方：前胡6g，柴胡6g，赤芍10g，紫苏子6g，紫苏梗6g，黄芩6g，青皮5g，陈皮5g，当归8g，半枝莲10g，板蓝根6g，鱼腥草15g，麦冬15g，生艾叶5g，龙胆草5g，甘草5g，桔梗8g，郁金6g，僵蚕8g，法半夏5g，浙贝母6g，炒山楂10g。10剂，水煎服，早晚分服。

2013年5月3日二诊。未再发热，月经结束，经行腹痛，右脉滑，舌根苔薄黄，舌胖，呃逆，矢气。

处方：前胡6g，柴胡6g，赤芍10g，紫苏子6g，紫苏梗6g，黄芩6g，青皮5g，陈皮5g，半枝莲10g，麦冬15g，甘草5g，桔梗8g，僵蚕8g，法半夏5g，浙贝母6g，炒山楂10g，香附9g，莱菔子6g，茯苓15g，炒白术10g，砂仁6g，蒲公英15g。10剂，水煎服，早晚分服。

按：患儿外因感染湿热病邪、内因素体先天不足、加平时嗜肉致太阴湿热内蕴，内外合邪发病。发热初期经过4日湿热蕴蓄，热蒸湿动，体温升至39℃。湿热困阻肺、脾，可致肺、脾系失常。刻下虽咳有减，但痰不畅，右脉弦滑，舌根薄腻，则表明此时肺热未清，痰热交结，湿热内蕴。近来便稀、黏，口有味，寐不实、寐语，是胃肠湿热、扰动心神的表现。湿热内蕴、三焦受阻，邪难祛、正难复。加月初经行，经量较多，为气随血出，脾胃运化已显颓势，便稀且黏即是明证。该患者为其母剖腹所产，在患者50天龄时，肺部感染，出现心衰。这提示患者有先天不足，曾出现褓褓重症，故病程近半月，缠绵难愈。因此本例患者的治疗难点是，虽需清肺，但因气血受损，不堪重药，务使无碍经行，勿使寒药凝塞胞宫、凉遏脾胃气机。孔老师针对肺热未清、痰热交结，运用前胡、柴胡、紫苏子、紫苏梗、黄芩、浙贝母、僵蚕、半枝莲、板蓝根、鱼腥草、桔梗、甘草；针对胃肠湿热运用青皮、陈皮、法半夏、炒山楂；用赤芍、当归、郁金、青皮以调畅血行；针对患儿先天不足，以生艾叶温暖胞宫；最后以龙胆草泄下焦血道热势，因势利导。全方合甘露消毒丹、蒿芩清胆汤、升降散等名方，以分消走泄、解毒宣肺、畅达三焦。全方没有重药，量药轻灵。因患儿体虚，热势减退，湿热内蕴，未用重剂，恐伤正、留邪、助湿。本方治上不碍中下，清热不伤中焦，不凉遏。患儿上盛下虚，又值经期，孔老师顺势利导，行经泄热，温暖胞宫，同时详尽的问诊所得到的患儿襁褓中肺部感染重症信息，有助于判断患儿体质虚弱。全方变通应用名方，不守方，重变化，调平气津、和解脏腑，协调肺、脾（胃）、肾、少阳（三焦、胆）。诸药合用是对"分消上下之势，随证变法"的经典理论的实际运用。本案治法可指导临床中湿热阻少阳三焦的治疗。

第二节　心脑系统疾病

眩晕

病案：眩晕（肝郁脾虚证）

刘某，女，41岁。2009年8月21日初诊。

主诉：头晕1个月。

病史：头晕，左耳、手指、脚趾麻木，时心悸，食欲不振，大便日数次年余，尿黄热，舌中黄，口苦，右脉沉弦滑，左脉细。

西医诊断：眩晕。

中医诊断：眩晕（肝郁脾虚证）。

治法：清肝泄热，健脾养血。

处方：丹参30g，赤芍10g，白芍10g，郁金10g，柴胡10g，龙胆草6g，紫苏子5g，紫苏梗5g，黄芩10g，僵蚕10g，菊花10g，杜仲10g，桂枝6g，太子参15g，麦冬30g，甘草5g，砂仁6g（后下），青皮6g，陈皮6g，茯苓15g，白术10g，厚朴10g，半夏10g。7剂，水煎服。医嘱饮食宜清淡，忌食辛辣、寒凉、油炸、海味、羊肉等物。

2009年8月28日二诊。头晕愈，大便略稀。

处方： 在原方基础上加生姜。

按：《临证指南医案·眩晕》说"头为六阳之首，耳目口鼻，皆系清空之窍，所患眩晕者，非外来之邪，乃肝胆之风阳上冒耳"，患者情志不畅，肝气郁结，气机疏泄不利，升降失常，久则化热上扰清窍致头晕发作；木旺乘土致脾虚失运，气血生化不足。治宜清肝泄热，健脾养血。药用菊花、僵蚕平肝潜阳；黄芩、龙胆草清热泻火；柴胡、郁金、青皮疏肝解郁理气；丹参、赤芍、白芍养血活血；半夏、白术、陈皮、厚朴、茯苓、砂仁健脾理胃、和中化痰；太子参、麦冬、甘草养阴益气；桂枝益气通阳；紫苏子、紫苏梗降气化痰；杜仲补益肝肾。本案用清肝泄热之药使上扰清窍之肝热得除则头晕愈，同时加以健脾养血之品使气血生化有源，气血周流通畅则诸症愈。

第三节　消化系统疾病

一、慢性浅表性胃炎

病案： 慢性浅表性胃炎（湿热中阻证）

阮某，男，46岁。

主诉： 脘痞，伴嗳气。

病史： 脘痞日久，伴嗳气，寐差，多梦，面疹，苔黄腻，舌下紫，左脉弦，胃镜示慢性浅表性胃炎。

西医诊断： 慢性浅表性胃炎。

中医诊断： 痞满（湿热中阻证）。

治法： 辛开苦降，调中开痞。

处方： 半夏10g，干姜4g，黄芩10g，黄连6g，砂仁6g，枳壳10g，厚朴10g，藿香10g，党参6g，茯苓15g，白术10g，丹参15g，菊花10g，连翘15g，莲子心8g。7剂，水煎服。

二诊。服药 7 剂后，脘痞显减。

处方：继守原方加减。15 剂，服用半月，诸症悉除。

按：患者脘痞日久，由湿热互结，中焦气机阻滞，脾胃升降失司所致。治宜辛开苦降，调中开痞。孔老师多从寒热互结、中虚气滞入手，采用辛开、苦降、行气、补气四法并用而获良效。即辛开以散其寒，苦降以泄其热，行气以去中焦气机之滞，补气以复脾胃升降之职。常用半夏泻心汤加减。

二、慢性结肠炎

病案：慢性结肠炎（湿热阻滞证）

侯某，男，32 岁。

主诉：腹泻便溏 3 年余。

病史：腹泻便溏 3 年余，伴腹胀，肠鸣，神疲，乏力，尿黄，多梦，咽红，舌淡，苔薄黄，脉细。

西医诊断：慢性结肠炎。

中医诊断：泄泻（湿热阻滞证）。

治法：芳化温脾，清热祛湿。

处方：藿香 10g，半夏 10g，厚朴 10g，砂仁 6g（后下），黄芩 10g，黄柏 10g，黄连 8g，太子参 15g，茯苓 15g，苍术 10g，炮姜 4g，神曲 15g，丹参 20g，远志 8g。7 剂，水煎服。

二诊。便溏好转，腹胀得减。

处方：半夏 10g，厚朴 10g，砂仁 6g（后下），黄芩 10g，黄柏 10g，黄连 8g，茯苓 15g，苍术 10g，炮姜 4g，神曲 15g，丹参 20g，远志 8g，葛根 20g，党参 8g，木香 4g，枳壳 10g，大腹皮 10g。14 剂，水煎服。

诸症得痊。

按：本病由脾虚失运，湿热留滞所致，治疗颇棘手，单守一法，难以获效。孔老师经常将芳香化湿、健脾除湿、清热燥湿和温中理气四法合用，取效甚捷。此四法分别取意于藿香正气丸、四君子汤、葛根芩连汤和理中汤四方。

第四节 神经系统疾病

小脑萎缩

病案：小脑萎缩（湿热蕴阻三焦证）

魏某，女，43岁。

主诉：语言不利2年余伴发热2个月，晨轻暮重。

病史：发热2个月，晨起略轻，入暮重，39℃，无汗，发热前吃松花粉1周，语言不利，口干苦，思饮，脘部烦热，尿频或黄，寐差。病发2年余，起于下肢，继手颤，加重年余，脚凉，血压低。经行2日，人流3次，苔黄腻白，尺弱右显，左脉弦滑。MRI（磁共振成像）显示小脑萎缩，双侧侧脑室前后角旁、左侧颞叶、右侧顶叶皮层下小缺血灶。

西医诊断：小脑萎缩，脑缺血。

中医诊断：发热言謇（湿热蕴阻三焦证）。

治法：疏利三焦，清热利湿，养血调经。

处方：柴胡10g，赤芍15g，丹参30g，郁金10g，黄芩10g，半夏9g，益智仁6g，怀牛膝10g，黄柏15g，白术10g，太子参15g，麦冬30g，生甘草5g，当归10g，牡丹皮10g，肉桂3g，炒栀子10g，川续断10g，生薏苡仁15g，青皮5g，陈皮5g。5剂，水煎服。

二诊。药后语言显转清晰，2天前发热40℃，血压低，尿2～3小时一次，便软，舌尖红，苔灰黄厚腻略干，脉略数，晚间喉中有痰，便臭，色黑稀，偶见血滴，经将行，略咳。

处方：柴胡10g，赤芍15g，丹参30g，郁金10g，黄芩10g，半夏9g，益智仁6g，怀牛膝10g，黄柏15g，白术10g，太子参15g，麦冬30g，生甘草5g，当归10g，牡丹皮10g，肉桂4g，川续断10g，炒薏苡仁25g，青皮

5g，陈皮 5g，紫苏子 5g，紫苏梗 5g，连翘 15g。5 剂，水煎服。

三诊。热退，近日经行。

处方：柴胡 10g，赤芍 15g，丹参 30g，郁金 10g，黄芩 10g，半夏 9g，益智仁 6g，怀牛膝 10g，黄柏 15g，白术 10g，太子参 15g，麦冬 30g，生甘草 5g，当归 10g，牡丹皮 10g，肉桂 4g，川续断 10g，炒薏苡仁 25g，青皮 5g，陈皮 5g，紫苏子 5g，紫苏梗 5g，连翘 15g，独活 5g。7 剂。水煎服。

经治疗下肢能自动，扶能立起，手足有力，未再发热。

按：此例病发两年余，起于下肢，继手颤，加重年余，语言不清，病因不明，西医检查示小脑损害，病位确定，然其病机当探讨一番。特别高热已经两月，见口干苦，思饮，脘部烦热，尿频或黄，是肝胃热盛，因此用柴胡、赤芍、郁金、黄芩、青皮、陈皮以疏利少阳，合牡丹皮、炒栀子以清其内伏之热，取半夏、紫苏子、紫苏梗、连翘、麦冬以理上焦之气而利咽，润降阳明而制热，合同清肝之治，共折热势；白术、黄柏、牛膝、炒薏苡仁调脾以助热清湿泄，如此达三焦之并调。太子参、麦冬、生甘草以益气阴而补其不足之体，而益智仁、肉桂、续断则启动下元以针对多次人流之损害，合疏利三焦，清热利湿相辅而行。因尺弱右显、左脉弦滑、苔黄腻白之见症也，是不足于下、郁热逆冲之机，所谓厥热上冒，是无根以恋也。丹参、当归、牛膝即养肝血而调经通络，亦达阴以制阳之机。少阳三焦是气机往来出入之道路，孔老师始终以此为着眼点，标本兼治，着重气血之通达，两诊而高热退，经五诊而见效显，是见少阳三焦膜系理论实际运用之实例。

第五节　自身免疫性疾病

类风湿关节炎

病案 1：类风湿关节炎（湿热下注证）

苏某，女，28 岁。2004 年 8 月 3 日初诊。

主诉：双膝关节肿胀疼痛 1 月余。

病史：双膝关节肿胀疼痛 1 月余，右膝关节重，关节积液，腰酸，胃欠适，反酸，尿黄热，便稀，大便欠畅，2～3 日一行，月经将至，平素经量较少，舌红苔淡黄，左脉细弦。曾有关节痛病史，抗角蛋白抗体（＋）。

西医诊断：类风湿关节炎。

中医诊断：痹证（湿热下注证）。

治法：清热利湿。

处方：苍术 10g，黄柏 15g，怀牛膝 10g，秦艽 10g，穿山龙 15g，独活 6g，茯苓 15g，白术 10g，藿香 10g，半夏 10g，柴胡 10g，赤芍 15g，当归 10g，黄芩 10g，川续断 10g，肉桂 3g，甘草 6g。7 剂，水煎服。

2004 年 8 月 10 日二诊。服药后膝肿痛显减，月经已完，经量增，大便可。

处方：原方加减，连服 40 余剂，水煎服。

诸症痊愈，活动如常。

按：湿热痹的患者常常多年久病，时轻时重。脾胃本虚，少阳肝胆郁热，三焦不利，湿热留伏是湿热痹急性发病后缓解期的病机基础。孔老师从少阳角度论治湿热痹，包括了现代医学所讲的风湿热、类风湿关节炎、系统性红斑狼疮及一些老年骨关节病等自身免疫性疾病、结缔组织病。

病案 2：类风湿关节炎（脾肾亏虚，湿热稽留三焦膜系证）

盛某，女，42 岁。2009 年 5 月 18 日初诊。

主诉：上肢关节痛 6 年。

病史：6 年前经期左上肢被泼水后，继发上肢关节痛，经期加重，有汗，晨僵，近来便软，腰酸，末次月经 2009 年 4 月 20 日，血块少，欠畅，行 8 天。据述曾查类风湿因子（＋），红细胞沉降率 61mm/h。现左肩痛，左肘痛，左臂肘关节疼痛不利、变形，左手指肿，月经将期，舌淡，苔薄黄，脉弦。

西医诊断：类风湿关节炎。

中医诊断：痹证（脾肾亏虚，湿热稽留三焦膜系证）。

治法：祛风除湿，疏利三焦，顾护肾膜。

处方：炒薏苡仁 15g，苍术 10g，白术 10g，茯苓 15g，桂枝 8g，秦艽 10g，生艾叶 5g，柴胡 10g，紫苏梗 6g，半夏 10g，麦冬 15g，赤芍 10g，白芍 10g，当归 10g，川续断 10g，黄芩 10g，黄柏 15g，甘草 5g。14 剂。水煎服，日 1 剂，早晚分服。

2009 年 6 月 1 日二诊。5 月 20 日经行，血块增，经行通畅，行 7 天，上肢痛减，腕痛减，腰好转，腿痛，有汗，尿热减，大便稀，日行 3 次，舌淡红苔薄黄。

处方：炒薏苡仁 15g，苍术 10g，白术 10g，茯苓 15g，桂枝 10g，生艾叶 5g，柴胡 10g，半夏 10g，麦冬 15g，赤芍 10g，白芍 10g，当归 10g，川续断 10g，黄芩 10g，黄柏 15g，甘草 5g，干姜 3g。14 剂。

2009 年 6 月 15 日三诊。便稀，遇凉则重，晨起关节僵痛 2～3 小时，腰酸，经将行，头汗多，苔薄黄，脉弦。

处方：炒薏苡仁 15g，苍术 10g，白术 10g，桂枝 10g，生艾叶 5g，柴胡 10g，半夏 10g，麦冬 15g，赤芍 10g，白芍 10g，当归 10g，川续断 10g，黄芩 10g，甘草 5g，干姜 3g，菊花 10g，防风 10g，龙胆草 6g，忍冬藤 20g。8 剂。

2009 年 6 月 23 日四诊。6 月 15 日经行，无不适，行 7 天，受凉易便稀，腰、关节较前稍舒，晨僵减，手指肿胀。舌淡，尖红，苔薄黄腻。

处方：炒薏苡仁 15g，苍术 10g，白术 10g，桂枝 10g，生艾叶 5g，柴胡 10g，半夏 10g，麦冬 15g，赤芍 10g，白芍 10g，当归 10g，川续断 10g，黄芩 10g，甘草 5g，干姜 3g，菊花 10g，龙胆草 6g，秦艽 10g，生黄芪 15g。14 剂。以此方加减调治 1 年，关节痛止，左臂可轻微伸展。

按：此例患者因经期伤湿诱发类风湿关节炎，病机为脾肾亏虚，湿热稽留三焦膜系。孔老师基于三焦膜系理论立法用药，治法以祛风除湿、疏利三焦、顾护肾膜为主。药用炒薏苡仁为君祛风除湿，并且配伍茯苓利水渗湿，引邪走下焦；桂枝、紫苏梗开宣上焦，"先论上焦，莫如治肺，以肺主一身之气化也"；苍术、白术、半夏燥湿健脾，健运中焦；秦艽、黄芩、黄柏合用清少阳湿热，以上诸药合用可畅达外通性膜系，给邪以通路，改善膜系病理产物郁积，恢复膜之通透性与转输功能；柴胡、赤芍、白芍、当归行气活血，助内通性膜系血运畅达；麦冬滋肺胃之阴，清润中上二焦以防刚燥伤阴；配伍续断补益肝肾，艾叶温肾助阳，振奋三焦膜系运行之气，同时患者处于月经前期，以两药合用温经理冲；最后配伍甘草调和诸药。二诊经已行，大便稀，增加温补药物以温补中焦，祛风除湿。三诊经将行，伴有头汗，肝胆郁热明显，增加菊花、防风、龙胆草清泄少阳，忍冬藤清热通络。四诊患者关节症状明显缓解，加黄芪益气升阳，推动膜层内物质的流动，长期服用。总体来看，本方以风药开肺，治疗水之上源，健脾燥湿健运中焦，淡渗利湿畅通下焦，疏利三焦恢复外通性膜系转输废物，展布焦膜；行气活血药物作用于心肝，恢复内通性膜系气血，调畅焦膜；以温肾补气药物温暖焦膜起源，振奋焦膜；余药疗风湿，祛除病理产物。无温通助热、寒凉冰伏之弊，补而不滞，刚柔相济，升降调平，数诊收功。

第六节　妇科疾病

一、闭经

病案1：闭经（肝郁气滞，脾肾两虚证）

某女，29岁。2009年4月7日初诊。

主诉：月经稀发3年余。

病史：患者诉3年来月经稀发，或3～5个月一行，行则量少，色暗，有血块，伴少腹冷痛。服西药"黄体酮"，月经则行。现月经5个月未行。刻下左下腹及腰酸痛畏寒，带黄，时有偏头痛，经前便稀，脉弦尺弱，舌尖红苔薄黄。

西医诊断：闭经。

中医诊断：闭经（肝郁气滞，脾肾两虚证）。

治法：疏肝理气，健脾补肾，活血温经。

处方：柴胡 10g，赤芍 10g，白芍 10g，当归 10g，川芎 6g，黄芩 10g，青皮 6g，陈皮 6g，白术 10g，川续断 10g，甘草 5g，龙胆草 6g，肉桂 3g，干姜 3g，半夏 10g，益母草 15g，麦冬 20g，菊花 10g。7 剂。

2009 年 4 月 24 日二诊。服药后 4 月 13 日月经即行，行 7 天，量比以前增加，血块较少，色暗，左下腹及腰酸痛减轻。

经间期血海渐充，精化为气，阳气内动，当养气血、益冲任。

治法：健脾益气，养血和血。

处方：柴胡 10g，赤芍 10g，白芍 10g，当归 10g，黄芩 10g，青皮 6g，陈皮 6g，白术 10g，川续断 10g，甘草 5g，龙胆草 6g，肉桂 3g，干姜 3g，半夏 10g，麦冬 20g，菊花 10g，茯苓 15g，丹参 20g。10 剂。

2009 年 5 月 4 日三诊。经将至，双乳胀痛，腹痛，便欠畅，舌红苔薄黄根腻。

治法：因势利导，活血通经。

处方：柴胡 10g，赤芍 10g，白芍 10g，当归 10g，黄芩 10g，青皮 6g，陈皮 6g，白术 10g，川续断 10g，甘草 5g，肉桂 3g，干姜 3g，半夏 10g，麦冬 20g，菊花 10g，茯苓 15g，川芎 6g，炒山栀 5g，炒山楂 15g，郁金 10g。7 剂。月经前期减清热凉血之药，防寒凉遏闭经血，加用川芎、炒山楂、郁金，加强疏肝解郁、活血通经之力。

2009 年 6 月 9 日四诊。自述 5 月 16 日经行，量可，块少，左下腹及腰酸痛已除，经将期，带黄，便通畅，舌淡红苔薄黄根腻。

上月如期经行，经行情况较顺利。

处方：柴胡 10g，赤芍 10g，白芍 10g，当归 10g，黄芩 10g，青皮 6g，陈皮 6g，白术 10g，川续断 10g，甘草 5g，肉桂 3g，干姜 3g，半夏 10g，麦

冬 20g，菊花 10g，茯苓 15g，川芎 6g，炒山楂 15g，郁金 10g，藿香 10g，龙胆草 5g。7 剂。患者带黄，苔黄腻，考虑湿热内蕴，故加入龙胆草、藿香，利湿化浊。

2009 年 7 月 7 日五诊。6 月 18 日经行，期准，色较红，量可，块少，无明显不适，便畅。

患者服药已经 3 个月，月经连续 3 个月如期而至，行经顺利，病情稳定，因素有头疼问题，遂后诊以治疗头痛为主，调经为辅，随访一年，月经皆正常。

按：女子以肝为先天，肝气怫郁，冲任不通，经血不得下行，故月经稀发；冲气上逆，故头痛经前加重；肝郁化热，木病妨土，湿热内蕴，故带黄、苔腻、经前便稀；阳气怫郁于上，下元空虚，"阳气不足，寒从中生"，故行经时少腹冷痛、腰酸畏寒，尺脉弱。孔老师认为本病虚实寒热夹杂，疏肝时健脾补肾，清中上焦之热兼顾温下焦之寒，故治以上下兼顾，寒热并调，通补兼施，共奏疗效。

病案 2：闭经（肝肾亏虚证）

某，女，23 岁。2014 年 1 月 10 日初诊。

主诉：闭经 2 年。

病史：患者内蒙古人，悉尼留学。闭经 2 年，过去虽行不准，经行腹痛，大便不畅多年，掉发。5 个月前在澳大利亚口服避孕药 2 片（具体不详），月经方行 7 日。在澳 2 年，气温高。3 年前人工流产 2 次，间隔 2 个月。腰酸，下肢凉，脚无汗。咽腭弓红，右显，扁桃体不大，苔薄黄，脉弦。2013 年 10 月 24 日 B 超示子宫内膜厚度 0.3cm。体重 46kg，身高 1.62m。

西医诊断：闭经。

中医诊断：闭经（肝肾亏虚证）。

治法：疏肝理气，补肾养血，活血温经。

处方：丹参 15g，赤芍 6g，白芍 6g，当归 6g，川续断 5g，黄芩 4g，青皮 3g，陈皮 3g，制何首乌 8g，炒白术 6g，枳壳 4g，炒栀子 3g，肉桂 2g，白茯苓 6g，益母草 8g，生甘草 3g，砂仁 3g（后下），麦冬 10g，法半夏 4g，柴胡 3g。7 剂。

2014 年 1 月 17 日二诊。经方行，大便畅。

处方：丹参 15g，赤芍 6g，白芍 6g，当归 6g，川续断 5g，黄芩 4g，青皮 3g，陈皮 3g，制何首乌 8g，炒白术 6g，枳壳 4g，炒栀子 3g，肉桂 2g，白茯苓 6g，生甘草 3g，砂仁 3g（后下），麦冬 10g，法半夏 4g，柴胡 3g。7 剂。

后又经三诊，服药 27 剂，于 2014 年 5 月 16 日经行，养血益肾收功。

按：患者多次流产，肝血受伤，肾精失养，加之久居国外，贪凉饮冷，寒凝血瘀于胞宫，同时肝血失养，三焦生化不足，肾精、肺阴不足，故临床可见上热下寒，咽红或痛或不利、扁桃体大等，苔黄脉弦，同时又可见下肢畏凉，腰腹凉，大便次数较多等表现。在平调气血方基础上重用养血活血，温经通络之品。

二、阴道炎

病案：阴道炎（肝脾不调，湿热下注证）

某女，34 岁。2014 年 3 月 4 日初诊。

主诉：黄带、外阴瘙痒 1 月。

病史：上月 5 日行经，现月经将至，月经周期 30 日，白带黄，量多，外阴瘙痒。偏头痛，尿黄热，乏力，腰酸。舌苔根腻、中后部较厚，脉弦。2014 年 1 月 20 日体检示甲状腺肿大，TCT（液基薄层细胞学检测）结果示霉菌感染。

西医诊断：阴道炎霉菌感染。

中医诊断：带下（肝脾不调，湿热下注证）。

治法：疏肝理脾，清热燥湿，解毒止痒。

处方：柴胡 6g，赤芍 10g，白芍 10g，当归 10g，郁金 8g，黄芩 6g，青皮 6g，陈皮 6g，茯苓 15g，砂仁 6g（后下），丹参 30g，龙胆草 5g，苦参 6g，

川续断 9g, 法半夏 6g, 麦冬 15g, 炒白术 10g, 生晒参 5g, 甘草 5g。15 剂。

2014 年 3 月 21 日复诊。白带量减、色黄减, 阴痒有减, 大便不畅。

处方: 柴胡 6g, 赤芍 10g, 白芍 10g, 当归 10g, 郁金 8g, 黄芩 6g, 青皮 6g, 陈皮 6g, 茯苓 15g, 砂仁 6g (后下), 丹参 30g, 苦参 8g, 川续断 9g, 法半夏 6g, 麦冬 15g, 炒白术 10g, 生晒参 5g, 甘草 5g, 炒莱菔子 5g, 紫苏梗 6g。15 剂。

后随访诸症减, 白带量减, 瘙痒已无。

按: 带下患者苔腻脉弦, 肝脾不和, 湿热下注, 外阴瘙痒, 带下色黄量多, 孔老师在平调气血方基础上加苦参清热燥湿、解毒止痒。

三、不孕症

病案: 不孕症 (脾肾阳虚, 湿热内蕴证)

某女, 33 岁。2013 年 4 月 3 日初诊。

主诉: 婚后 4 年未孕。

病史: 经行小腹胀, 腰酸冷, 大便软, 经行则大便稀溏, 经量可, 出膜块, 经期迟 5 ~ 8 日。现为月经中期, 咽不利, 晨起有痰或恶心, 齿龈出血, 劳动虚汗多或心悸, 脂肪肝 4 年, 脉细弦数, 人工流产 1 次, 舌淡暗, 苔薄黄。体重 78kg, 身高 1.65m。

西医诊断: 不孕症。

中医诊断: 不孕症 (脾肾阳虚, 湿热内蕴证)。

治法: 补肾健脾, 益气养血, 清热燥湿。

处方: 柴胡 10g, 赤芍 10g, 白芍 10g, 当归 10g, 川芎 6g, 郁金 10g, 青皮 6g, 陈皮 6g, 丹参 20g, 炒白术 10g, 茯苓 15g, 生艾叶 6g, 川续断 10g, 肉桂 4g, 法半夏 9g, 远志 5g, 黄柏 15g, 麦冬 15g, 炒山楂 15g, 紫苏子 5g, 紫苏梗 5g, 黄芩 5g, 甘草 6g。7 剂。

随诊改方, 平调气血方为基本方随症加减。患者服药 1 年, 于 2014 年 5 月告知怀孕, 次年足月生产男婴 1 名。

按: 孔老师临证应用三焦膜系理论指导辨治妇科病, 还会根据患者的症状再行适当加减用药, 如脱发加用制何首乌, 大便不畅加炒栀子, 并配合白术、枳壳取枳术丸之意。如此则补泻相合，三焦并调，使人体一气通达，气血调和，邪去正安。此外，孔老师在诊疗过程中，通过和患者的充分沟通，抓住症结，有针对性地对其进行疏导。

四、月经不调

病案：月经不调（肾气不足，肝阳上亢证）

郭某，女，45 岁。1997 年 2 月 25 日初诊。

主诉：月经先期，经前腹痛。

病史：月经提前，量较多，色鲜，经前小腹疼痛，头晕，眠差，时心烦，腰酸半年，双下肢发凉，舌暗红，苔白，脉弦细尺弱。

西医诊断：月经不调。

中医诊断：月经先期（肾气不足，肝阳上亢证）。

治法：平肝益肾。

处方：菊花 15g，赤芍 15g，柴胡 10g，白术 10g，杜仲 10g，淫羊藿 10g，龙胆草 10g，半夏 10g，天麻 6g，延胡索 10g，牡丹皮 10g，茯苓 15g，黄芩 10g。6 剂，水煎服。

1997 年 3 月 4 日二诊。药后头晕减轻，睡眠可，腰痛，小腹凉，带下多而清，舌暗。

处方：桑寄生 15g，当归 10g，川续断 10g，赤芍 10g，桂枝 10g，白术 10g，甘草 5g，炒栀子 10g，龙胆草 10g，生黄芪 15g，枳壳 10g，生姜 5 片，大枣 5 枚。7 剂，水煎服。治以温经益肾平肝。

1997 年 3 月 12 日三诊。月经于 3 月 9 日已来，小腹微痛，头晕气急减轻，月经量较前少，经色基本正常。现觉疲乏，纳可，舌暗少苔。

处方：太子参 15g，赤芍 10g，白芍 10g，当归 10g，丹参 30g，牡丹皮 10g，山茱萸 10g，炒杜仲 10g，淫羊藿 10g，黄柏 10g，白术 10g，柴胡 10g，砂仁 6g（后下），黄芩 10g。6 剂，水煎服。继调肝肾。嘱其月经前 1 周再诊，经调治 3 个周期而愈。

按：孔老师提出调治妇科病以肝为先天、以脾胃为枢、根于肾气的思想；重视三因制宜，擅长分期调治，务求实效；重视妇人经带，提出"病可由经带而致，亦可借经带而去"；重视以"通"法治疗妇科病。通法并非指攻下通利之法，而是寒者热之使之通，是热者清之、滞者行之、虚者补之、逆者平之、陷者举之使之通；此外，疏肝行气、养血活血、清解郁热、温阳暖宫亦为通。总之，一切使气血经络畅通之法，皆为通法。

第七节　其他疾病

一、发热

病案 1：发热（邪伏膜原证）

患者，男，53 岁。2008 年 9 月 1 日初诊。

主诉：高热起伏 7 个月。

病史：2008 年 2 月发病，初发热不恶寒，后发高热时则恶寒战栗，虽屡经治疗，反复不愈。近来入暮热起，至夜时体温 39℃，汗出热解，左手腕尺侧胀痛，两踝热，关节痛，脚无汗，胃胀，嗳气，左咽红，高热前曾易发口疮，右脉弦大，苔薄黄腻。C 反应蛋白 1.47mg/L，类风湿因子（－），单核细胞 1.79×10^9/L，单纯疱疹病毒（＋）。

西医诊断：发热待查。

中医诊断：湿温（邪伏膜原证）。

治法：透达膜原，清热解毒。

处方：柴胡 10g，黄芩 10g，半夏 10g，知母 6g，草果 5g，槟榔 10g，厚朴 10g，赤芍 10g，生薏苡仁 20g，白花蛇舌草 20g，甘草 5g，玄参 15g，忍冬藤 30g，苍术 10g，黄柏 10g。5 剂，水煎服。

2008 年 9 月 5 日二诊。服上药后，体温降至 37.2℃，胃胀除，尿黄减，便畅，仍乏力，食差，咽干，口渴不多饮，遗精，苔白微黄厚腻。

处方：柴胡 10g，黄芩 10g，半夏 10g，知母 6g，草果 5g，槟榔 10g，厚朴 10g，赤芍 10g，生薏苡仁 20g，白花蛇舌草 20g，甘草 5g，玄参 15g，忍冬藤 30g，苍术 10g，黄柏 10g，党参 6g。4 剂，水煎服。

2008 年 9 月 9 日三诊。上周遗精 2 次，午后发热或阴天时易发热，大便软，日 1 行，咽干，口渴不欲饮，舌暗红，苔黄白厚腻。

处方： 柴胡 10g，黄芩 10g，半夏 10g，知母 6g，草果 5g，槟榔 10g，厚朴 10g，赤芍 10g，生薏苡仁 20g，甘草 5g，玄参 15g，忍冬藤 30g，苍术 10g，黄柏 15g，太子参 15g，陈皮 6g。7 剂，水煎服。

2008 年 9 月 19 日四诊。间歇性低热，体温 37℃，下午热退，常于遗精后引发，唇角、齿龈溃疡，能食，矢气，脚无汗，腰畏冷，舌淡，苔薄黄，左尺弱。

处方： 柴胡 10g，赤芍 10g，黄芩 10g，半夏 10g，厚朴 10g，白豆蔻 6g（后下），甘草 5g，苍术 10g，黄柏 15g，麦冬 20g，玄参 15g，黄连 4g，太子参 15g，茯苓 15g，陈皮 6g。4 剂，水煎服。

2008 年 10 月 10 日五诊。热已退，未再遗精，饮食如常，大便通畅。

按： 初感风寒，邪犯肺卫，施治不当，邪气继入膜原，病势未张；入春阳气内动，又得外因引触，伏邪乃动，发热反复不愈。入夏复感，湿热蕴蒸，与既伏之邪相合而时发高热，治宜透达膜原、清热解毒，辅以清利湿热之品导热下行，方以柴胡达原饮为主加减。高热渐退，而发遗精，乃邪热渐离膜原而移向下焦，热迫精溢之象，治以和解泄热利湿，清透、渗利并用，因势利导，伏邪得祛而病痊愈。

病案 2： 发热（邪伏膜原证）

于某，男，53 岁。2005 年 11 月 11 日初诊。

主诉： 发热起伏 2 月余。

病史： 发热起伏 2 月余，午后热重，清晨汗出热退，继而复热，口鼻出热气，口干渴，脘背畏凉，便溏日 2 次，尿黄欠畅，脉弦数，舌苔根白腻。白细胞 9.5×10^9/L，中性粒细胞 75%，单核细胞高。

西医诊断： 发热原因待查。

中医诊断： 湿温（邪伏膜原证）。

治法：开达膜原。

处方：柴胡10g，青蒿10g（后下），黄芩10g，草果6g，厚朴10g，槟榔10g，赤芍10g，白芍10g，知母10g，麦冬15g，半夏10g，黄连5g，茯苓15g，生薏苡仁15g，茵陈10g，滑石20g，甘草5g。5剂，水煎服。

2005年11月18日二诊。药后热势渐降。

处方：原方加减。6剂，水煎服。

热退。

患者停药1周后发热又作。

处方：原方加减。水煎服。10余剂，热退病除。

按：该证发于湿热之邪内伏膜原，导致气机失调，少阳枢机不利，三焦决渎失常，方中草果、厚朴、槟榔开达膜原之邪，柴胡、黄芩、半夏和解少阳之枢，知母、麦冬、赤芍、白芍养阴生津，青蒿助柴胡透热外出，黄连助黄芩清热燥湿，茯苓、生薏苡仁、茵陈、六一散（滑石、甘草）清利湿热于下，综观全方，可使湿化热去，膜原气清，气机调畅，则诸症均解。

病案3：发热（气血不调证）

袁某，女，15岁。2003年1月20日初诊。

主诉：反复发热5个月。

病史：反复低热或高热5个月，易感，咽不利，面疹，背疹痒，胸闷，腰酸，便干，月经将至，舌红，苔薄黄，脉弦。曾做多项检查，均无阳性指征。

西医诊断：发热原因待查。

中医诊断：发热（气血不调证）。

治法：行经泄热。

处方：柴胡10g，赤芍10g，白芍10g，当归10g，郁金10g，半夏10g，青皮6g，陈皮6g，茯苓15g，白术10g，枳壳10g，黄芩10g，龙胆草6g，炒栀子10g，牡丹皮10g，菊花10g，连翘15g，紫苏子6g，紫苏梗6g，川续断10g。7剂，水煎服。

2003 年 2 月 1 日二诊。药后经行较畅，发热已退，腰酸减，面疹轻，便欠调，脉弦，苔薄。

处方：柴胡 10g，赤芍 10g，白芍 10g，当归 10g，郁金 10g，半夏 10g，青皮 6g，陈皮 6g，茯苓 15g，白术 10g，枳壳 10g，黄芩 10g，龙胆草 6g，炒栀子 10g，牡丹皮 10g，菊花 10g，连翘 15g，紫苏子 6g，紫苏梗 6g。7 剂，水煎服。

按：此患者发热缠绵已有 5 月之久，孔老师借其月经之机，安扶正气，调其气血，行经泄热，因势利导，引邪外出而愈。孔老师认为经带情况与全身气血流通密切相关，疾病可由经带而致，亦可借经带而去。故孔老师对处于月经期或月经前 1 周的发热患者，常用行经泄热法，即在清热药中加入调经行经之品，务使月经通畅，俾邪热随月经之行而去。

病案 4：发热（少阳湿热证）

朱某，男，45 岁。1992 年 12 月中旬初诊。

主诉：低热近 2 月，寒热交作，无定时。

病史：低热近 2 月，寒热交作，无定时，体温波动于 37.0～37.7℃。口苦、口干，不欲食，身重脘闷，精神不振，额部少量汗出，胸腹部有灼热感。大便不爽，小便黄热、量少。两脉弦滑，舌苔黄腻。多次查验肝功能、乙肝病毒无异常，血、尿常规亦无异常。

西医诊断：发热原因待查。

中医诊断：伏暑（少阳湿热证）。

治法：通利三焦，清热利湿。

处方：青蒿 10g（后下），黄芩 10g，连翘 15g，半夏 10g，焦山栀 10g，淡豆豉 10g（后下），茯苓 10g，豆蔻 8g（后下），滑石 20g（包煎），紫苏梗 10g，竹茹 10g，生薏苡仁 30g，晚蚕沙 15g（包煎）。5 剂，水煎服，3 天服完。

二、三诊。体温降至 37℃以下，胸腹之热亦减，仍便不爽、尿热。

处方：在上方基础上加入厚朴、大腹皮、虎杖、瓜蒌等苦降药，木通、车前子等苦通药。

按：患者诊为伏暑少阳证，治以蒿芩清胆汤为主。二、三诊原方加减，使少阳之热归下，热从二窍出，则二便利、邪热除，饮食恢复正常。对于不同部位、不同性质的邪气，孔老师采用不同的祛邪法，使之各归其道而去。对上焦及胸膈之热毒、火毒，推崇杨栗山的清化汤，此方升清降浊，宣畅气机，有祛邪之能而无克伐正气之弊；对中下焦之热毒、火毒，在祛湿清热、活血通络的同时，亦不忘宣畅上焦气机，即三焦同治。解毒清热、通利三焦常用白花蛇舌草、败酱草、半枝莲、虎杖、鱼腥草、蒲公英、重楼、薏苡仁等。

病案 5：反复发热（肺胃积热证）

患者，男，3 岁。

主诉：反复发热 2 月余，高热 3 天。

病史：反复发热 2 月余，高热 3 天。体温 39℃，咽红，时咳，颔下结节，食差，右指纹浮红，舌红苔黄厚，脉浮数。血常规示白细胞计数 $4.7×10^9$/L，红细胞计数 $4.6×10^{12}$/L，血红蛋白 12.3g/L，血小板计数 $428×10^9$/L。

西医诊断：发热。

中医诊断：暑温（肺胃积热证）。

治法：宣上开中，清热化湿。

处方：金银花 8g，连翘 10g，桔梗 8g，生甘草 4g，赤芍 8g，黄芩 8g，僵蚕 8g，浙贝母 8g，前胡 8g，板蓝根 8g，玄参 8g，藿香 5g，牛蒡子 5g，荆芥穗 5g（后下），薄荷 5g（后下），神曲 10g，莱菔子 3g。4 剂，水煎服。每日 1 剂，分 3 次服。

二诊。热退，面背疹起，纳差，咯痰，大便软，舌红苔中白腻。

处方：金银花 8g，连翘 10g，桔梗 8g，生甘草 4g，赤芍 8g，黄芩 8g，僵蚕 8g，浙贝母 8g，前胡 8g，板蓝根 8g，玄参 8g，藿香 5g，牛蒡子 5g，薄荷 5g（后下），莱菔子 3g，浮萍 3g，蝉蜕 3g，白茅根 8g，芦根 8g。3 剂，水煎服。

三诊。疹退，近日来曾多食，高热复起，晨起体温 39.6℃，服泰拉美啉

3次。无汗，时咳，右颈结节明显，苔白腻，脉浮数，指纹隐红。C反应蛋白10mg/L。

处方： 藿香6g，连翘10g，金银花8g，黄芩8g，豆蔻3g（后下），滑石10g（包煎），甘草3g，板蓝根8g，厚朴6g，炒栀子6g，僵蚕6g，前胡6g，牛蒡子5g，荆芥穗5g（后下），半夏4g，青蒿6g（后下），柴胡6g，赤芍8g，桔梗5g。3剂，水煎服。每3小时服1次，当晚服1剂。

后体温降，诸症消失。

按： 患儿春季感受风热之邪，治不得法，邪气留恋，发热缠绵难愈，迁延入暑，复感暑湿，热势复升而发高热。初服银翘散加减，热退而又因食复，乃暑热虽减，湿郁内伏之故。本案以中上焦湿热为主，宗吴鞠通《温病条辨》"盖肺主一身之气，气化则湿亦化"之旨，治宜宣上开中，清热化湿。改以新加香薷饮加减，加前胡、桔梗宣肺，板蓝根、炒栀子清热解毒，青蒿、藿香、豆蔻芳化湿浊，神曲、陈皮和中，车前子、茯苓引湿热下行。待湿热势衰，改用平补肺脾、扶正祛邪以善后。

二、扁桃体炎

病案： 扁桃体炎（肺胃蕴毒证）

葛某，女，7岁。2002年12月15日初诊。

主诉： 发热4天，现高热，体温39.4℃。

病史： 发热4天，刻下高热，体温39.4℃，恶寒战栗，头痛肢麻少汗，鼻塞咳嗽咽痛，胸闷时腹痛恶心，尿黄热。扁桃体Ⅱ度肿大，咽后壁颗粒滤泡鲜红。舌边尖红，苔薄腻边白中黄，脉浮弦数。尿检示红白细胞满视野。服感冒药未效，继输液及服消炎药2天，热略减后又升高。

西医诊断： 扁桃体炎。

中医诊断： 风温（肺胃蕴毒证）。

治法： 宣疏泄热。

处方： 金银花15g，连翘15g，黄芩10g，桔梗10g，半夏10g，牛蒡子10g，前胡6g，紫苏子6g，紫苏梗6g，荆芥穗8g（后下），赤芍10g，石韦

10g, 黄柏 10g, 薄荷 8g（后下）。4 剂, 水煎服。嘱每剂分 2 次服, 3 小时一次, 汗出减量。

患者服药 3 次热退, 余咳嗽、咽红明显减退。

按： 本病由风热郁阻肺卫, 胃肠失调, 热毒下流所致。时年冬季露寒偏重, 身居暖室, 多食厚味, 热邪内蕴, 寒邪外束, 加之胃肠失调所致, 少儿尤多此症。咽部观察对此类病证有鉴别意义。孔老师认为此种邪毒非单纯清热解毒即能取效, 宜宣透疏散方能化解, 治疗从此着手, 每获良效。

三、溃疡

病案： 溃疡（湿热蕴毒证）

李某, 女, 36 岁。1983 年 5 月 17 日初诊。

主诉： 口舌生疮 1 年余。

病史： 2 年前戴节育环, 后白带偏多兼夹血丝, 时有心烦, 腰酸, 入眠欠佳。一年前开始口舌生疮, 反复发作, 初起 2～3 个月发作一次, 10 天左右尚可自愈。近日来几乎每月必发作一次, 曾自服导赤丸、牛黄清心丸、外敷"溃疡散"等, 药后稍轻, 旋又加重, 几度反复, 口疮已弥及满口, 饮食、语言颇为之所苦。症见舌下、舌侧溃疡数处, 溃疡面大者如豆, 小者如粟, 焮红肿胀, 热痛如灼, 语言饮食皆感困难。患者心烦、嘈杂, 伴腹胀气, 大便欠调, 舌质淡红, 苔滑腻微黄, 脉濡细。

西医诊断： 溃疡。

中医诊断： 口疮（湿热蕴毒证）。

治法： 化浊解毒, 清心泻火。

处方： 藿香 10g, 黛蛤散 15g（包煎）, 白通草 6g, 陈皮 8g, 玄参 10g, 麦冬 15g, 香附 10g, 益母子 10g, 赤芍 10g, 紫花地丁 15g, 木通 6g, 黄连 1g（切）。3 剂。

1983 年 5 月 20 日二诊。舌疮热痛已减, 但觉头晕, 仍有心烦, 左脉偏弦。

热虽有化解之象, 然阴津耗伤, 风阳有萌动之势。

处方：黛蛤散 15g（包煎），白通草 6g，陈皮 8g，玄参 10g，麦冬 15g，益母子 10g，赤芍 10g，紫花地丁 15g，木通 6g，黄连 1g（切），菊花 10g，白蒺藜 15g，清半夏 6g。3 剂。

1983 年 5 月 23 日三诊。舌尖部溃疡面渐平，色浅灰，仍时有头晕、心烦，舌苔薄白微腻。

湿热渐消，余邪未尽，病久阴耗，阳亢未已。

治法：潜降解毒。

处方：生牡蛎 30g（先煎），生地黄 15g，玄参 10g，赤芍 10g，黄连 2g，木通 6g，怀牛膝 10g，陈皮 8g，甘草 5g，蒲公英 12g。3 剂。

1983 年 5 月 27 日四诊。舌部溃疡渐愈，但仍时觉辣痛，胃脘时闷，舌质红苔薄白，脉左弦细、右濡细。

处方：生牡蛎 30g（先煎），生地黄 15g，玄参 10g，赤芍 10g，黄连 2g，木通 6g，怀牛膝 10g，甘草 5g，蒲公英 12g，枳壳 10g，忍冬藤 16g，墨旱莲 10g。3 剂。

1983 年 5 月 30 日五诊。舌部溃疡已愈，但舌侧遗留数处疮蚀之陷痕。带下量偏多，周身乏力，大便不爽，小便色浅黄，时有心烦少寐。

治法：健脾疏利。

处方：太子参 15g，炒白术 10g，白茯苓 15g，吴茱萸 6g，黄连 10g，枳壳 10g，牡丹皮 10g，败酱草 15g，槟榔 10g，六神曲 15g。3 剂。

药后证情渐减，继以原方加减半月余，诸症悉除。随访三月余未见口疮复发。

按：口疮是一种以口腔（包括唇舌）黏膜发生红肿、溃烂和疼痛为主要特征的疾患。脾开窍于口，舌为心之苗。口疮多为心脾积热，热毒上攻所致，也有阴虚火旺或脾胃之气不足而阴火上乘者。前者属实，后者属虚。临床上多虚实兼夹，但发病总以心脾二经为主，肝肾二经亦常累及。本例患者，带下夹红时日已久，肝肾阴血偏虚可知。尤在泾在《金匮翼》中，关于肾虚火动口疮之病因云："肾脏阴虚，阳无所附而游行于上。"甚为明晰。患者初发口疮，可勿药而愈。继而服用清热泻火之品，尚可缓解证情，可见阴

111

虚不甚、火毒亦微。后愈发愈重，阴分耗伤，火毒尤亢，加之脾虚气弱，又时值入夏季节，火动而湿萌，湿热熏蒸，与火毒相结，症见疮蚀热痛，伴见舌苔腻黄、脉濡、腹胀、大便欠调，此湿热为患使然，治之岂单纯清火之导赤、清心剂所能降伏哉！大凡湿热之邪，多胶粘难分，过清则伤气，过化则耗阴。故而首取芳化通利，以开湿结，如藿香、白通草、木通、陈皮；继以苦泄清润，以降心火，如玄参、麦冬、黄连、赤芍之类；意在化湿不伤阴、清润不碍湿，果然症随药减。至三诊，湿热之邪渐消，然究其症，为火毒阴伤之属，再治以芳化，必助热伤阴。故而加入生牡蛎、生地黄、怀牛膝以潜降解毒。临证每须辨证准确，方可施治精当，故一、二诊以宣泄湿热为主，三、四诊以滋润潜降为要。五诊时，口疮已愈，重在调理脾胃，如太子参、白术、吴茱萸、黄连、茯苓之属，以固其中。脾胃得健，则湿热难侵。本例患者，其证属心脾积热、湿热阴伤型口疮。然其本属肝肾阴虚、脾气不足，其标则由湿热火毒为患。治宜谨守病机，分清标本缓急，病退则适时调理脾胃兼以平肝，此乃善后、防其复发之法也。